焦点解决短程治疗工具箱

焦虑个案咨询 101个问句

101 SOLUTION-FOCUSED
QUESTIONS FOR
HELP WITH ANXIETY

（荷兰）弗雷德里克·班宁克 ｜著
（Fredrike Bannink）

赵然 李鲁平 李一岚 马世红 ｜译

化学工业出版社

·北京·

101 SOLUTION-FOCUSED QUESTIONS FOR HELP WITH ANXIETY
by FREDRIKE BANNINK
ISBN 9780393711080

北京市版权局著作权合同登记号：01-2023-4886

图书在版编目（CIP）数据

焦点解决短程治疗工具箱. 焦虑个案咨询101个问句/（荷）弗雷德里克·班宁克（Fredrike Bannink）著；赵然等译. —北京：化学工业出版社，2024.6
书名原文：101 Solution-Focused Questions for Help with Anxiety
ISBN 978-7-122-45371-6

Ⅰ.①焦… Ⅱ.①弗…②赵… Ⅲ.①焦虑-精神疗法 Ⅳ.①R749.055

中国国家版本馆 CIP 数据核字（2024）第 070531 号

责任编辑：赵玉欣 王 越　　　　装帧设计：韩 飞
责任校对：田睿涵

出版发行：化学工业出版社
　　　　　（北京市东城区青年湖南街13号　邮政编码100011）
印　　装：北京新华印刷有限公司
880mm×1230mm　1/32　印张18¾　字数400千字
2024年9月北京第1版第1次印刷

购书咨询：010-64518888　　　　　售后服务：010-64518899
网　　址：http://www.cip.com.cn
凡购买本书，如有缺损质量问题，本社销售中心负责调换。

定　　价：168.00元（全3册）　　　　　版权所有　违者必究

译者简介

赵 然 心理学博士，医学学士，中央财经大学心理学系教授、企业与社会心理应用研究所所长，中国心理学会注册系统督导师，中国心理卫生协会首批认证督导师

李鲁平 北京师范大学心理学硕士，中国农业大学教授，中国心理卫生协会认证心理咨询师

李一岚 中国心理卫生协会认证心理咨询师，北京工业大学文法学部教师

马世红 中国心理卫生协会认证心理咨询师

致 谢

正如焦点解决短程治疗（solution-focused brief therapy，SFBT）的创始人之一 Steve De Shazer 所说，差异本身就只是差异。然而有些人（和一些动物）所带来的不同却对我的生活和工作影响重大，他们都以某种方式帮助我创作了这套书。

我要感谢我的朋友、同事、学生，尤其是我所有的来访者，多年来，是他们帮助我探索、实践和改进我的工作。我还要感谢我的编辑 Deborah Malmud，是她盛情邀请我撰写这一系列书籍；还要感谢我的朋友兼翻译 Suzanne Aldis Routh；以及每一位为本书的完成做出贡献的人。

感谢我的丈夫一直以来给予我的爱与支持。还有我的四只意大利猫，非常感谢你们陪伴我度过了许多愉快的写作时光。

愿你的选择

反映你的希望，而不是恐惧。[1]

---

[1] 引自 Nelson Mandela，这句话将作为本书的主题。

前　言

这是一本帮助来访者创造美好生活的书。它旨在帮助那些与焦虑症作斗争的来访者提升幸福感。这是一本给治疗焦虑症患者的专业人员编写的实战性的书籍，为他们提供焦点解决（solution-focused，SF）的理念和技能。这本书邀请所有专业人士（我将使用"治疗师"一词）将他们的关注点从"来访者做错了什么"转变为"来访者做对了什么"，从"生活中无效的是什么"转变为"生活中有用的是什么"。

传统的心理治疗受到了医学模式的强烈影响❶。"问题—解决模式"——先确定问题的性质，然后进行干预以减少痛苦——影响了治疗师和来访者之间互动的内容，这种治疗的关注点都被放在了病理表现上。然而，能够给来访者带来积极改变的，不是这种消极的思维方式，而是来访者的优势、能力和资源。积极改变的秘诀是将所有精力

---

❶　医学模式使用的术语为"患者"（patient），SFBT使用的术语为"来访者"（client）。

集中在建设新的东西，而不是与旧的东西斗争上。

这套书有三个分册，每一册都提供了101个焦点解决式问句（SF问句），它们适用于特定的精神障碍：焦虑、抑郁和创伤。这套书是以我的《1001个焦点解决式问句：焦点解决访谈手册》（*1001 Solution-Focused Questions：Handbook of Solution-Focused Interviewing*）*（Bannink，2010a）为基础写就的，最初用荷兰语编写，并已有了英文、德文和韩文译本，未来，它可能会包括更多的主题。

作为焦点解决短程治疗（SFBT）的联合创始人，Insoo Kim Berg在2006年为《1001个焦点解决式问句》这本书慷慨作序，其中写道：

SFBT是以充满尊重的假设为基础的，即相信来访者拥有内在资源来为自己的问题构建出高度个性化的、独特的有效解决方案……本书清晰准确地给出了1001个焦点解决式问句，且文笔优美，能让读者很好地了解在SFBT中，语言作为一种工具被精准使用的重要性，并邀请读者敞开自我，以一种全新的视角看待来访者。

每一册的重点都是创建期待的未来和实现目标的途径。除了对

---

* 以下简称为 *1001 Solution-Focused Questions*，译为《1001个焦点解决式问句》。——译者注。

SFBT 应用方式的描述外，每本书都包含 101 个 SF 问句。多年来，我收集了 2000 多个 SF 问句。为每一册选择我认为最好的 101 个问句是一个很大的挑战。我承认我有时会偷懒，将多个问句组合成一个问句，并将一些问句改为第一人称（在本册中，只有治疗师问来访者的问句才算在内）。这样一来，你实际得到的问句远远不止 101 个！治疗师自问的问句、来访者可能用于自问的问句（有时由他们的治疗师邀请）或来访者可能会问治疗师的问句，它们在书中也有介绍，但不包括在 101 个问句列表中。在每一章的末尾，我会对 SF 问句进行回顾总结。有些问句与其他章节中的问句重叠。我没有重复这些问句，而是选择每一个 SF 问句只提及一次。

SFBT 是一种跨诊断的流派。尽管如此，我还是为不同的精神障碍写了单独的分册，这是为了满足与特定来访者群体工作的治疗师同行们的需求。为了让读者有机会整合 SF 方法，本书介绍了 29 个练习、15 个案例和 16 个故事。

本册面向所有与患有焦虑症的来访者及其家人和朋友一起工作的专业人员，他们也许想要采用（更）积极的方法，抑或只想扩大自己可用技能的范围。事实证明，运用 SF 与来访者对话比其他类型的对话更加轻松愉快，从而确保治疗师不会感到倦怠。虽然这本书主要针对治疗师，但我希望那些没有看过治疗师的焦虑症患者也能在书中找到有用的信息和有帮助的练习。现在是时候扭转焦虑治疗的潮流，让我们将注意力从如何减少痛苦、勉强**活着**，转变到如何获得成功和积极**蓬勃**的人生。

Fredrike Bannink

目　录

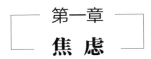

第一章
焦 虑

概 述

恐惧和焦虑的性质和功能让我们了解了很多关于异常焦虑的过程。恐惧是一种指向当下的状态，是对现实或想象中的危险的反应。有些威胁可能是此时此刻存在的，而其他的威胁则是来自对我们内心所发生的事情（一种令人不安的身体感觉、一个想法或记忆）的反应，或者是这些因素的组合。恐惧的特征是自主神经系统的交感神经分支活动激增，伴随着强烈的生理变化和对危险信号产生的战斗或逃跑行为。人们提高警惕，注意力范围也随之减小，因此人们会将注意力集中在引发恐惧的事件上（Barlow，2002）。恐惧是具有高度适应性的，因为它有一个重要的功能：躲避危险。

相比之下，焦虑和担忧是面向未来的情绪状态，通过焦虑性担忧、肌肉张力增加和脑电图中的 β 波活动来实现。

焦虑被定义为"由对威胁事件或情况的预期而产生的过度担心、不确定和恐惧的状态，通常会导致正常的身体和心理功能受到干扰"（American Heritage Medical Dictionary，2007，p.38）。在许多情况下，人们经历恐惧和焦虑是健康的和适应性的。然而，过多的恐惧或焦虑会妨碍一个人的正常生活和采取有效行动的能力。

传统心理治疗的重点是如何减少负面影响，而在焦点解决短程治疗（SFBT）的视角下，重点是如何增加正向影响，以帮助来访者更好地生活，而不是关注痛苦。

焦 虑

感到担忧的人通常是对未来可能发生的事情感到焦虑，而感到恐惧的人则害怕现在发生的事情。

焦虑的特点是担心"万一……怎么办？"其生理症状包括肌肉紧张、心悸、出汗、头晕和呼吸短促，情绪症状包括烦躁不安、感觉厄运即将到来、恐惧死亡、害怕尴尬或羞辱、害怕恐怖的事情发生。焦虑的认知模型强调对威胁的过度敏感（Beck，Emery，

& Greenberg，1985）。与焦虑最密切相关的行为是言语性或认知性的（例如担忧），而与恐惧相关的行为包括逃跑、战斗或木僵等。严重焦虑被认为是自杀的风险因素（Fawcett，2013）。

焦虑症包括惊恐发作、惊恐障碍、广场恐惧症、分离焦虑障碍、特定恐惧症、社交恐惧症、广泛性焦虑症和选择性缄默症（自愿拒绝说话）。越来越多的经验支持这样一种观点，即为了**避免负面影响**而采取自我挫败行为，这是加剧所有焦虑症的核心病理过程（Forsyth & Eifert，1998）。《精神障碍诊断与统计手册》第五版 [the fifth edition of the *Diagnostic and Statistical Manual of Mental Disorders*，DSM-5（American Psychiatric Association，2013）] 中关于焦虑障碍的章节不再包括强迫症（而是包括在关于强迫症和相关障碍的章节中）、应激障碍和急性应激障碍（包括在关于创伤和应激相关疾病的章节中）。近 50% 的焦虑症患者也符合抑郁障碍的标准（Batelaan et al.，2010；见本套书的抑郁分册）。

尽管人们倾向于认为焦虑障碍是一种慢性疾病，但不可否认心理治疗对它是有作用的。Beck 等人（1985）在完成了关于抑郁症认知治疗的书后不久，又撰写了一本焦虑症治疗手册。一个基本原则是，焦虑症患者的思维与抑郁症患者的思维的差异在于**认知特异性假说**。抑郁症是担心损失，而焦虑则是源于感受到身体和心理上的威胁，以及低估了应对和救援因素（coping and rescue factors)。

Brewin（2006）指出，情绪障碍的脆弱性在于记忆表征（例如，消极的自我图式），这些表征通过触发事件被激活并保持消极情绪。他的研究表明，有多个涉及自我评价的记忆竞相被检索到。他认为，认知行为疗法（CBT）不会直接修改记忆中的负面信息，而是努力改变积极和消极表征的激活结果，从而帮助积极的表征赢得检索竞争。他的结论是，人们或许没有必要去纠正消极思维，只要脱离它的控制就好。

积极情绪

在大多数心理治疗中，人们都会问一些关于消极情绪的问题，例如"当你惊恐发作时，你感觉如何？"或"当你认为人们在关注你时，你感觉如何？"人们认为，让来访者探索和表达消极情绪对帮助他们很重要。传统治疗师的工作是通过让来访者服用药物或采用心理干预来减少负面影响，从而减轻来访者的焦虑或抑郁。传统心理治疗的目的是让痛苦的人不那么痛苦。治疗师在修复损伤的疾病 – 患者框架（disease-patient framework）内治疗精神疾病，其关注的重点是病理学的部分（"你的问题是什么？"）。治疗师经常忘记问"你好的部分是什么？"

对病理学的关注反映了一个时代的特点，在这个时代，大多数人都关注问题，它也反映了情绪的本质。例如，1970 年至 2000年间的心理学文献，其中包括 46000 篇关于抑郁症的论文和 400 篇关于快乐的论文（Myers，2000）。总体而言，积极情绪的数量少于消极情绪。通常，三到四种消极情绪相对于一种积极情绪。与消极情绪相比，积极情绪之间的差异较小，这种不平衡也反映在大多数语言中描述情绪的单词数量上。

最近，积极情绪（感兴趣、满足、享受、平静、幸福、喜悦、自豪、解脱、喜欢、爱）理论受到了更多的关注。积极的情感通过神经内分泌系统抵消压力的有害生理影响。据报道，能够在消极事件中发现积极意义的人，其激素反应更具适应性，使他们在面对压力事件时更有弹性（Epel，McEwen，& Ickovics，1998）。有一项研究结果（Cacioppo & Gardner，1999）也强化了这一观点，即积极和消极情感与不同的神经结构有关。

积极情感广泛促进重要的社会行为和思维过程。它会带来更大的创造力，促进协商的过程和结果，以及更彻底、更开放、更灵活的思考。积极的情感也能激发人际交往中的慷慨和社会责任（Isen，2005）。感到幸福的人更有可能做自己想做的事，更有可能做对社会来说负责的、有帮助的和需要做的事。他们会更喜欢自己正在做的事情、更有动力实现自己的目标、对信息更开放、思考更清晰。能够观察到的最显著的认知效果之一，是灵活性和创造力的提升，这可能是由于神经递质多巴胺释放的调节作用。**多巴胺假说**起源于行为和认知层面的观察，认为积极情感促进了认知灵活性和转换视角的能力（连同大脑前扣带回皮质中的多巴胺一起，能够带来灵活的视角）。

Isen 和 Reeve（2005）发现，积极的情绪会培养内在的动机。这体现在自由选择情境中的活动选择，以及在一项新颖而富有挑战性的任务中获得的快乐程度。在需要完成不感兴趣的任务的情况下，积极的情绪也会促进富有责任心的行为产生。这对积极情感和自我调节（如自我控制）之间的关系有影响。

增加积极情感的方法包括：

- **积极的重新评价**：用认知策略重新构建一个情境，以更积极的角度看待它（看到杯子半满而不是半空）。

- **应对**：为解决或管理造成痛苦的问题付出努力。

- 给普通事件注入**积极的意义**：人们在长期紧张的情况下，可能更愿意尝试、记录或记住一些积极的事件，以此抵消消极事件带来的负面情感后果。

积极情绪的扩展和构建理论（Fredrickson，2003，2009）表明，积极情绪扩展了人的意识，鼓励创新性、多样化和探索性的想法和行动。随着时间的推移，这种拓展了的行为习惯会形成技能和资源。与之形成鲜明对比的是，消极情绪会引发狭隘的、即时的、以生存为导向的行为。Fredrickson 表示，正是这种对我们的思想 – 行动的狭隘化区分了消极情感和积极情感。消极情绪会使人们产生狭隘思维，正如它们所引发的特定行为倾向。积极情绪则拓宽了我们的思维 – 行动范围，并在身体、智力、心理和社会层面建立持久的个人资源（有关扩展和构建理论的描述，请参见本套书的抑郁分册）。

练习 1. 打开积极性的开关

我们都有打开和关闭积极性的能力。尝试一下打开积极性。无论你是坐在客厅、在浴室、在开车，还是在乘坐公共汽车或火车，问问自己："我目前的情境中，有哪些是好的？""是什么让我有幸来到这里？""在我目前的环境中，我应该珍惜的是什么？""这对我或其他人有什么益处？"花时间这样思考会点燃感激之情。花点儿时间来体会和享受这种美好的感觉。

现在关掉积极性的开关。尝试问一些破坏积极性的问题，比如："到底出了什么问题？""是什么困扰着我？""应该有什么不同和更好的？""该责怪谁？"问自己这些问题，并跟随这些问题所产生的一连串想法，去看看积极性下降的速度有多快。

（Fredrickson，2009）

与传统的心理疗法相反，SFBT 旨在增加积极情绪。"当你最美好的期待得到满足时，你会有什么感觉？""当你注意到你正在做的事情，是在正确的方向上，你的想法、行为和感觉会有什么不同？"通过问关于以前的成功和能力的问题，看到过去自己做得最好的部分，也会引发积极的情绪。提出焦点解决式（SF）问句，如"你怎么知道这次会谈是有用的？"有助于拓宽来访者的思路和行动范围。运用想象力，如奇迹问句或其他面向未来的问句（见第五章），也会产生积极情绪，并对来访者拓展思路和行动能力产生强大影响。使用赞美和能力问句，如"你是怎么做到的？"会进一步激发积极情绪。SF 治疗师会注意到来访者的能力和资源，并赞美他们或将这些资源反馈给他们（见第六章）。SFBT 有助于营造一种积极情绪和蓬勃向上的氛围，并将问题转化为积极的东西：一种新的、更好的生活。

Grant 和 O'Connnor（2010）发现，减少消极情绪并不会自动增加积极情绪。他们注意到，在教练情境中，问题导向和 SF 导向的提问会产生不同的影响。问题导向的提问（例如，"是什么困扰着你？"）会减少负面影响并提高自我效能，但不会增加正面影响或对问题本质的理解。SF 问句也会减少负面影响，提高自我效能感，除此之外，还会增加正面影响和对问题本质的理解。

故事 1. 对修女的研究

"她们从此过上了幸福的生活。"研究人员曾对 180 位天主教修女，在平均年龄 22 岁时写的自传进行研究。首先对自传中的情感内容进行了评分，然后与这些修女在 75 岁至 95 岁之间的生存率进行了相关性研究。研究发现，这些自传中积极的情感内容与作者的死亡率之间存在强负相关。随着早年积极情绪的四分位数排名提高，死亡风险相应降低，最低四分位数者的死亡率是最高四分位数者的 2.5 倍。早年自传中积极的情感内容与六十年后的长寿密切相关（Danner，Snowdon，& Friesen，2001）。

平衡积极情绪和消极情绪

消极情绪和积极情绪一样是丰富多彩的生活的一部分。它们和身体疼痛一样重要，提醒我们可能需要解决的问题。因此，消极情绪应该被理解为我们日常生活中的一个自然甚至有用的方面。

Fredrickson 的**积极情绪比率**研究——比较了积极和消极的想法、情绪和活动——得出了临界点是 3（积极）：1（消极）的结论。在这个临界点上，人们会体验到从积极到消极的变化。对于那些比率大于 3 ∶ 1 的人，高积极性预示着你的开放性和成长性。如果低于这个比率，人们可能会被消极情绪所推动而陷入恶性循环，从而变得抑郁。在这个 3 ∶ 1 的比率之上，人们被积极性所激励，沿着上升的螺旋前进（Fredrickson，2009）。

幸福感函数包含三个因素：高积极情感、低消极情感和高生活满意度。成功的关键是拥有高的积极 - 消极情绪比率。好消息是，我们可以通过增加积极情绪或减少消极情绪（或两者兼而有之）来改善我们的状态。对于个人、婚姻（Gottman，1994）和商业团队来说，成功，也就是说，做得非常好的人的积极情绪比率高于 3 ∶ 1。相比之下，没有克服抑郁症的人、婚姻失败的夫妇以及不受欢迎和不盈利的商业团队的积极情绪比率甚至低于 1 ∶ 1。尽管对积极情绪比率的实验性证据有一些批评，但积极情绪在人们的生活中很重要这一事实仍然无可撼动。

故事 2. 我喂得最多的狗

一位美国原住民长者这样描述自己内心的挣扎："我的内心有两只狗。一只是卑鄙邪恶的狗，另一只是善良的狗。卑鄙的狗总是与善良的狗搏斗。"当他的孙子问他哪只狗获胜时，长者回答说："我喂得最多的那只。"

我们想感受快乐，避免痛苦，尽管人们通常都更希望能够幸福，但往往更容易生气或焦虑，因为他们认为这种情绪会带来更多好处。Tamir、Mitchell 和 Gross（2008）测试了人们是否更喜欢体验潜在有用的情绪，如愤怒或恐惧，甚至是在他们不愉快的时候。他们测试了当人们期望完成一项任务，而愤怒可能会提高表现时，他们是否有动机增加自己的愤怒程度。参与者被告知他们会玩暴力或非暴力的电脑游戏。他们被要求在玩游戏之前对他们想从事不同活动的程度进行评分。当参与者希望玩暴力游戏时，他们更喜欢那些可能会让他们生气的活动（例如，听引发愤怒的音乐，回忆过去让他们生气的事件）。当参与者希望进行非暴力游戏时，他们更喜欢更愉快的活动。为了检查增加愤怒程度的偏好是否会提高表现，参与者被随机分配，进行愤怒、中立或兴奋的情绪诱导，然后玩暴力和非暴力的电脑游戏。不出所料，愤怒的参与者在暴力游戏中表现得更好，杀死了更多的"敌人"。然而，愤怒的参与者在服务顾客的非暴力游戏中没有表现得更好。就愤怒而言，应该考虑的一个因素是，它可以激发人的情绪，并且可以以某种方式让人感觉良好。

有趣的是，人们有时会选择不那么愉快的感觉，比如恐惧。当人们寻求远离型目标而不是朝向型目标时，情况尤其如此。朝向型目标是寻求一个积极的结果，比如"我今晚要早点睡觉，因为我希望明天早上能感到神清气爽"。远离型目标是寻求避免消极的结果，例如"我今晚不想睡得很晚，因为我不想明天早上在工作中困倦"。Tamir 等人（2008）发现，当人们选择远离型目标时，他们可能宁愿选择恐惧。尽管恐惧令人不快，但人们认为这有助于他们更好地实现某些类型的目标。

本章的 SF 问句

1. "当你最美好的期待得到满足时，你会有什么感觉？"

2. "当你注意到你正在做的事情，是在正确的方向上，你的想法、行为和感觉会有什么不同？"

3. "你怎么知道这次会谈是有用的？"

在下一章中，我们将更深入地了解 SFBT 及其核心问句。

第二章
焦点解决短程治疗

概　述

焦点解决短程治疗（SFBT）帮助来访者发展出对美好未来的愿景，并指导来访者和治疗师更深入地了解来访者在将愿景变为现实时可以使用的优势和资源（De Jong & Berg，2002，p.xiii）。本章对 SFBT 进行描述并对其理论、历史、适应证和研究进行简短概述。

焦点解决（SF）问句是 SFBT 的核心：它们邀请来访者以不同的方式思考，关注差异的积极方面，并帮助来访者做出他们期待的改变。本章呈现了心理治疗中四个基本的 SF 问句，以及对对话的微观分析（microanalysis of dialogue）研究。

焦点解决短程治疗

SFBT 是对一套实用原则和工具的应用，对它的最佳描述是：以最短路线找到有效方法。如果某种方法有效（更好），那就多做一些；如果它没有作用，那就换一种方法。

SFBT 本质上是非学术的，它的目的就是针对一位具体的来访者的具体情况去找到一个适合他的具体且有效的方法。其重点是建构解决方案，而不是传统的分析问题。SFBT 通常不关注解决人们的问题或治愈他们的疾病，而是以帮助来访者实现他们所期待的未来为目的，因此对问题的分类或诊断通常无关紧要。当然，当来访者实现他们所期待的未来时，他们的恐惧、担忧和焦虑可能消失了，也可能没有消失（Bannink & Jackson，2011）。

SFBT 是一种基于能力的方法，它最大限度地减少强调过去的失败和问题，取而代之的是关注来访者的优势、曾经的成功经验和例外情况（问题可能出现但没有出现的时候）。在建构解决方案的过程中，来访者被视为自己生命的专家。SF 治疗师经常在充满问题的对话中找到解决问题的突破口。这些突破口可以是来访者期待的不同之处、例外情况、能力和资源，以及有助于采取下一步行动的某个 / 些人或可能性。来访者的解决方案不一定与任何已知的问题相关。焦点解决鼓励来访者找出有效的方法，并增加有效行为的频率。情况的改善也可以通过将注意力从对现状的不满转移到一个正向的目标，并朝着这个方向采取行动而实现。这种转移注意力的过程需要三个步骤：

1. 承认问题："这对你来说一定很困难。"

2. 提出改变的愿望："所以我想你希望事情会有所不同……"

3. 询问期待的未来："你希望事情会有什么不同？"

SFBT 基于**社会建构主义**（social constructionism）。这一理论认为，人们对真实的概念是在日常与他人的交流中建构起来的，对真实的概念包括他／她对问题的本质、能力和可能的解决方案的感觉。人们在与他人的交流中赋予事件意义，在这个过程中，语言起着核心作用。觉察和定义的转变发生在社会内部的参照框架内，赋予意义不是孤立的活动。人们所处的社会影响并调整他们赋予意义的方式。

我们可以从社会建构主义的视角来检验治疗师和与他们的对话如何为来访者创造新的现实。来访者的改变能力与他们能够区别看待事物的能力有关。这些对现实的觉察和定义的转变发生在用 SF 视角来讨论期待的未来和例外的对话中。SF 问句引导来访者描述他们的目标和解决方案，并认为这些目标和方案已经存在于他们的生活当中。

Watzlawick、Weakland 和 Fisch（1974）发现试图解决问题往往会使问题永久化，并且解决问题不（总是）需要了解问题的根源。De Shazer、Berg 和他们的同事发展了 Watzlawick 等人的研究结果，在 20 世纪 80 年代提出了 SFBT。De Shazer（1985）的主张包括以下内容：

- 解决方案的制定不一定与问题有关。分析问题无助于寻找解决方案，而分析问题的例外情况是有帮助的。
- 来访者是专家。他们决定了解决方案的目标和路径。
- 不破不补。不要干扰来访者觉知中的积极因素。
- 如果某件事情起效了，继续做下去，即使它可能与预期有所不同。
- 如果有些事情不起作用，那就做点儿其他的。继续做无效的事情不会有任何结果。

De Shazer 和他的同事发现，三种类型的治疗师行为使来访者更愿意谈论解决方案、改变和资源：

1. **引导提问**："除了问题，你更希望看到什么？"

2. **关于细节的提问**："你具体做了哪些不同的事情？"

3. **口头奖励**（赞美）和**提出能力问句**："你今天是怎么设法来到这里的？"

作为单一疗法或与以问题为中心的疗法相结合，SFBT 适用于所有工作环境。根据问题的性质，可以选择以问题为中心的方法（例如药物治疗），在其中补充使用 SFBT 通常是有价值的。治疗师的态度、对制定目标的关注，以及利用来访者及其环境所拥有的大量能力，这些都是取得良好结果的关键因素。由于 SFBT 对来访者的改变动机给予了充分的关注，它也适用于治疗成瘾相关的问题。

SFBT 能否应用于慢性病和严重精神疾病？答案是，在这些情况下，总有人能够尽可能地超越精神疾病，重新找回自己的生活和身份。O'Hanlon 和 Rowan（2003，p.9）表示：

随着时间的推移，我们越来越相信，传统的病理学语言、标签、信念体系和治疗方法可以抑制积极的改变。事实上，来自治疗环境、治疗师、家庭成员和来访者本人的无意识及不幸的暗示都可能导致令人绝望的局面。治疗无意间引起的医源性气馁通常是由对人类观念和行为的令人遗憾的看法所导致的。

故事 3. 被毒箭射中

如果一个人被毒箭射中，并说："在你确切知道由谁、从哪里以及如何射出这支箭之前，不要拿走这支箭。"那么这个人的死亡就是不可避免的。

SFBT 不需要广泛的**诊断**。"干预可以引发改变，而无须治疗师首先了解发生的任何细节。"（De Shazer，1985，p.119）人们可以选择立即开始治疗，如有需要的话，后期可以关注一下诊断。举例来说，因为跟进潜在的器质性病理会直接影响治疗后果，所以当有严重精神疾病或怀疑有严重精神疾病时，对其进行详细诊断的决定是合理的。

在第一次或后续会谈期间，是否需要进一步诊断将自动变得清晰起来，比如，来访者的病情是否恶化，或者治疗是否没有效果。人们可以将**分级诊断**视为类似于**分级护理**（Bakker，Banlink，& Macdonald，2010）。

Duncan（2010）指出，与医学治疗不同，诊断是心理治疗的一个不明智的起点。精神健康诊断与治疗结果或住院时间无关，并且，给出渡渡鸟裁决（dodo verdict）（所有的心理治疗方法都是平等的，并且都获得了很多奖项）并不能够为找到解决问题的最佳方法提供可靠指导。而且，诊断不应该是一个标签，而应该是一种支持，能够让来访者充分地发挥他们的潜能。

有没有可能解决问题而不谈论这些问题？答案是肯定的。我们只需说"假设有一个解决方案"，并邀请来访者思考：

- 这个解决方案会对他们的生活和重要他人的生活带来什么不同？

- 他们将会做些什么不一样的事情（和／或有什么不同的思考和感受）？

- 谁会第一个注意到？

- 解决方案正在实施的第一个小迹象是什么？

- 谁会最不惊讶？

- 还有什么会变得更好？

现在，SF 方法正在被成功地应用于心理治疗、教练、冲突管理和调解、领导和管理、教育和监督，以及体育等领域。SFBT 经历了 20 多年的理论发展、临床实践和实证**研究**。Franklin、Trepper、Gingerich 和 McCollum（2012）指出，SFBT 是一种循证的心理治疗形式。对治疗结果研究的元分析回顾显示，SFBT 对广泛的主题和人群有小到中等的积极影响。最近精心设计的研究将 SFBT 与已有的治疗方法进行了对比，结果表明，它与其他循证方法产生的治疗效果相当，但用时更短，成本更低。Gingerich 和 Peterson（2013）回顾了 43 项研究。其中 32 项（74%）研究报告了 SFBT 具有显著的积极效益，10 项（23%）报告了

SFBT 具有积极的趋势。这些研究提供的证据表明，SFBT 是一种治疗多种行为和心理结果的有效方法，而且它比传统方法更简单，因此成本更低。

问题导向谈话或解决导向谈话

SF 治疗师在会谈过程中使用操作性条件反射的原则。操作性条件反射可用来进行强化和惩罚以达到改变行为的目的。他们对解决导向谈话（solution-talk）给予正向强化（关注关于目标、例外、可能性、能力和资源的谈话），而对问题导向谈话（problem-talk）给予负向惩罚（不关注关于问题、原因、不可能性和弱点的谈话）。这并不意味着不允许来访者谈论问题或 SFBT 惧怕谈论问题。治疗师们带着尊重的态度倾听来访者的故事，但他们不探寻现有问题中的细节，因此不会强化问题导向谈话（见表 2.1）。

表 2.1　问题导向谈话与解决导向谈话对比

问题导向谈话	解决导向谈话
此类对话关注问题，关注来访者不想要的、原因、消极情绪、劣势、缺陷、风险、失败，以及不想要的／畏惧的未来	此类对话关注来访者想要的、例外、积极情绪、优势、力量和资源、机会、成功，以及想要的／期待的未来

练习 2. 问题导向谈话与解决导向谈话

与同事就他 / 她正在经历的问题、担忧或烦恼交谈五分钟。用问题导向的问句来向同事提问，例如"你已经经历多久了？""它有多严重呢？""它怎么困扰到你了？""还有什么让你困扰的？""这个问题对你生活的其他方面有影响吗？"

现在再与同事就他 / 她正在经历的问题、担忧或烦恼交谈五分钟，但是用 SF 问句来进行提问，比如"你想用什么来取代这个问题？""你尝试过做什么会有帮助（哪怕只有一点点帮助）的事？""什么时候这个问题不出现或不太明显？"或者问一个关于目标的问题："你希望我们做些什么，这样在会谈结束时你就可以说这次会谈是有帮助的？"与另一个人一起，注意这两次对话之间的差异。当你谈论积极正向的经历时，你可能会有更轻松的语气和更乐观的心情，而专注于问题的谈话往往伴随着一些沉重感。也有可能，你的同事已经解决了问题，或者知道该怎么做才能达到他 / 她的目标。

之后你们交换角色：现在你来回答问题，同事与你谈论你的问题、担忧或烦恼。在前五分钟，同事将使用问题导向的问句来询问你；在接下来的五分钟里，他 / 她将使用 SF 问句提问。同样是与他 / 她一起，再次注意两次对话之间的差异。

焦点解决问句

你得到什么样的答案取决于你问的问题。聚焦于解决的问句是 SF 治疗师工具包的重要组成部分，它们是 SFBT 的核心。这些问句邀请来访者去思考转变，并帮助他们在生活中做出他们所期望的改变。询问 SF 问句并不是为了收集信息而成为来访者生活的专家。相反，它们邀请来访者以一种不同的方式进行思考，以注意到积极正向的差异并取得进步。

SF 治疗师的态度是一种**未知**的态度。他们让自己了解来访者和来访者的生活背景，这些决定了治疗师如何设计解决方案。这种态度的另一个方面是**身后一步的引导**。这就好比，治疗师们站在来访者的身后，用 SF 问句轻拍他们的肩膀，邀请他们去看一看自己想要的未来。为了实现这个期待的未来，去展望一个有着更多可能性的广阔前景。

治疗师运用 SF 问句，让来访者描述一些细小的进步迹象，并鼓励他们把这些最细小、最简单的进步继续推进下去。这使来访者能够以安全和渐进的方式体验对问题的控制，而不会因尚未准备好的任务而感到恐惧或不知所措。这些细小的变化为越来越大的变化铺平了道路。SF 问句之所以有效，是因为它们鼓励来访者参与并制订自己的治疗计划，从而创造出一个充满希望的情境

（Dolan，1991）。

沟通是心理治疗的工具，就像医疗设备是外科手术的工具一样，我们应该同样谨慎和准确地对待治疗沟通。**对话的微观分析**（Bavelas，Coates & Johnson，2000）针对的是可观察到的治疗师和来访者的对话序列，旨在仔细地用可复现的方法考察该对话是如何一步步开始产生效果的，重点是这些序列在对话中的作用。在分析对话录像时，可以观察到两种工具：形塑分析（analysis of formulations）和问句分析（analysis of questions）。形塑是治疗师表达他们对来访者所说内容的理解的一种方式：

- 来访者提供信息（"我不知道还可以做些什么。"）
- 治疗师用形塑来表达他们的理解（"你的意思是你已经束手无策了吗？"）
- 来访者明确或含蓄地承认，该形塑是或不是正确的理解（"是的，这是正确的。"）

另一个工具是分析**问句**如何（有意或无意地）产生了治疗干预作用。问句的影响开始于它的预设（通常是隐含的），即构成问句背景的假设。来自不同治疗流派的问句展示了治疗师的故事如何让这些预设形成。在聚焦问题的对话中，问句可能是"关于你今天想解决的问题，能跟我再多说一点吗？"

而在 SF 对话中，问句可能是"我们今天的会谈的最佳结果是什么？"

每个问句或形塑的内容可以是积极的、消极的或中立的。

Bavelas 及其同事（2000）使用微观分析来分析一些专家案例，分别是 SFBT（De Shazer 和 Berg）和以来访者为中心的治疗（Rogers 和 Raskin）。结果表明，SF 和以来访者为中心的专家在会谈的结构设计方面有所不同：以来访者为中心的治疗师几乎只使用形塑，也就是说，他们对来访者的话语做出回应。SF 专家既使用形塑，也使用问句，也就是说，他们不但引导来访者讲话，也回应来访者的话语。他们谈话的基调也不一样：SF 治疗师的问句和形塑主要是积极的，而以来访者为中心的治疗师的问题主要是消极的，很少是中立或积极的。积极的治疗师谈话内容包括问句、陈述、形塑或建议，而且这些的目标都是将来访者的注意力引向他们生活中那些积极的方面（例如，关系、特质，或过去、现在或未来的经验）。积极的来访者谈话内容包括来访者提出的问句、陈述、形塑或建议，这些问句、陈述或建议都集中在他们生活中的那些积极方面（例如，关系、特质，或过去、现在或未来的经验）。消极的治疗师或来访者谈话内容则相反。

当治疗师的话语是积极的，来访者的话语更有可能是积极的，而当治疗师的话语是消极的时候，来访者的话语就更可能是消极的。

同样的研究还比较了三次 SFBT 和三次 CBT 的专家（Meichenbaum）会谈案例。SF 治疗师的话语内容比 CBT 治疗师更积极，更不消极，且差异显著。在所有治疗中，来访者在积极谈话中的回应引发更多的积极谈话，而消极谈话则引发更多的消极谈话。因此，治疗师对积极内容的使用有助于共同建构总体积极的会谈，而消极内容则相反。第三个研究发现是，作为一个群体，SFBT 专家们都更加积极， 而 CBT 专家之间的差异则很大（Franklin et al.，2012）。

微观分析可以提供关于治疗师所做的事的依据，看到语言的共构性在对话中的重要作用，以此来完善结果研究。我们可以把共同建构对话比作治疗师和来访者之间的双人舞或二重唱。一些对**关注语言**有用的想法是：

- 把"如果"改为"当"：将"如果我克服了这些恐慌，我将能够做我想做的事"改为"当我克服这些恐慌，我将能做我想干的事"。
- 把"不能"改为"暂时没能"：将"我不能忘记过去"改为

"我暂时没能忘记过去"。

- 把问题从内部的变为外部的：将"我很焦虑"改成"焦虑已经困扰了我一段时间"；将"我是一个消极的人"改成"消极情绪经常对我说话，大部分时间我都在听它说什么"。

- 在谈论问题时使用过去时态，在谈论来访者希望在生活中有什么不同时使用将来时态：将"我永远不会忘记这件事"改为"直到现在我都无法忘记发生在我身上的事。如果我能够做到忘记它，我的生活会有什么不同？"

练习 3. 开场问句

你的（第一次）会谈会以问什么问句开始？你是否会选择聚焦问题的问句（"问题是什么？"或"什么困扰着你？"）？你是否会选择一个中立的问句（"是什么让你来到这里？"）？你会问一个暗示你会努力工作的问句（"我能为你做些什么？"）吗？或者你会问一个 SF 问句（"你希望在你的生活中看到什么不同？"或"我们什么时候可以停止见面？"）或奇迹问句（见第五章）吗？尝试所有可能性，并注意来访者的不同反应。

四个基本的 SF 问句

在治疗开始时或每次会谈开始时，我们可以使用的四个基本 SF 问句（Banlink，2007，2010a）：

1. "你最希望的是什么？"

2. "那会带来什么不同？"

3. "什么是有用的？"

4. "接下来的一个进步的迹象会是什么？"或"你下一步会做什么？"

第一个基本的 SF 问句："你最希望的是什么？"

希望是最有力的态度、情绪、思想、信念和激励因素之一。它对人类至关重要，它能让人活着，它让人们清晨起床。即使面对严峻的逆境，希望也能让我们继续前进。当全世界都说"放弃"时，希望对我们低语着"再试一次"。

在治疗中让来访者看到改变的可能，看到有更好的办法应对目前的困境，这一点很重要。SFBT 非常符合这一价值观，因为建构解决方案的前提是要有一个明确的目标，而通过询问来访者最希望的是什么，以及这些希望会带来什么不同，就可以找到这个目标。这些问题鼓励来访者尽可能详细地描绘出他们想要的生活。这个愿景生发出希望和动力，并促使来访者下决心改变。SFBT 反对任何引发来访者产生虚幻希望的倾向。来访者定义他们关于改变的愿景，作为自己生命的专家，他们很清楚，在他们想要的未来当中，哪些部分可能实现，哪些部分不能实现。

关于希望的问句与关于期待的问句不同，后者可能会邀请来访者向治疗师寻求问题的解决方案。

第二个基本的 SF 问句： "那会带来什么不同？"

请来访者用正向、具体、现实的词语描述他们想要的未来。他们会有什么反应？会有怎样不同的互动？他们的生活会有什么不同？他们会做什么不同的事情，以使别人知道他们已经实现了自己想要的未来？尽管一些来访者描述他们想要的未来时，问题依然存在，只是已不再困扰他们，但通常人们还是认为，当想要的未来实现时，那个让他们来治疗的问题已经消失了。

De Shazer（1991）指出，**差异本身**是治疗师和来访者的重要工具。就其本身而言，差异并不是自发产生作用的。只有当差异得到认可时，它们才能发挥作用，创造不同。寻找例外是询问差异的另一种方式。"当问题比较轻的时候有什么不一样？你在做什么？其他人在做什么？" 或 "什么时候你似乎看到了期待的未来（目标）？" 这揭示了在情况比较好的时候什么在起作用，一些过去有用的东西可以被重新使用。此外，**量尺问句**有助于找到积极的差异。量尺问句可以用来询问进步、希望、动机或信心（见第六章）。

练习 4. 假如事情可以改变

请来访者想一个他们希望看到改变的事情。问 "假如事情可以改变，那会有什么不同？还有什么不同？还有吗？" 看看他们会不会想出比你或他们想象的更多的东西 [这被称为向上箭头技术 (upward arrow technique)，作为 CBT 中使用的向下箭头技术（downward arrow technique）的一种平衡（Banink，2012a，2014a）]。

第三个基本的 SF 问句："什么是有用的？"

治疗师可以从询问治疗前的改变开始（见第四章）。大多数来访者在预约治疗之后和来见治疗师之前的这段时间都会尝试做些改变。通常的假设是，当治疗师开始帮助他们解决问题时，来访者的改变已经开始，所有来访者的生活都在改变。当被问及时，心理治疗中三分之二的来访者报告说，他们在预约成功和第一次会谈之间发生了积极的变化（Weiner Davis, de Shazer, & Gingerich, 1987）。对治疗前改变的研究通常会发现一些新的有用信息。当来访者报告情况好转时，哪怕只是一点点的好转，也要问一些能力问句："你是怎么做到的？""你是怎么决定这么做的？""你的这些好主意是怎么想出来的呢？"

寻找例外的问句经常被用来发现哪些事情是有效的（见第六章）。这些问句对许多来访者（和治疗师）来说都是陌生的，他们更习惯于问以问题为中心的问句。当被问及作为解决方案关键的例外时，他们可能是第一次开始注意到这些例外。解决方案通常建立在以前被忽视的那些积极的不同点之上。治疗师在探讨了这些例外情况后，会赞美来访者所做的一切。

还可能被使用的是量尺问句："如果 10 分是你达到了理想未来的状态，0 分是你拿起电话预约时的状态，你会给你现在的状态打几分呢？"（见第六章）。

第四个基本 SF 问句："接下来的一个进步的迹象会是什么？"或"你下一步会做什么？"

通过询问"你下一步会做什么？"治疗师邀请来访者，也许是第一次，真正思考他们自己可以做些什么来改善情况，而不是等待其他人或治疗师提供解决方案。

只有当来访者希望或需要进一步提高分数时，治疗师才会问这个问题。如果来访者的状态是当时可能达到的最佳状态，那治疗师应继续与其讨论如何保持现状。关于接下来的一个进步迹象的问句适用于那些想知道什么时间做什么事情的来访者。在来访者没有采取任何行动的情况下也可能会出现进步的迹象。即使不关注来访者的内心生活和问题的成因，SF 治疗师也可以引导来访者开始行动。

SF 的四个基本问句可以被视为**万能钥匙**：可以打开许多不同锁的钥匙。在使用这些钥匙之前，不需要探究和分析这些锁（例如，每个问题）。这些钥匙可用于所有轴 Ⅰ 和轴 Ⅱ 的精神障碍。

案例 1. 从未来回到当下开展工作

SFBT 从未来回到当下开展工作。请一位患有广泛性焦虑症的来访者思考以下问题：

- "假设我完全康复了，是什么帮助我康复的？"
- "我怎么发现自己有勇气这么做的？"
- "是什么给了我力量让我做出这些改变？"

- "在我完全康复后，我生命中的重要他人（伙伴、朋友、同事）会有什么表现？"
- "在他们看来，是什么帮助我恢复了健康？"

本章的 SF 问句

4. "你希望事情会有什么不同？"或"除了问题，你更希望看到什么？"

5. "你具体做了哪些不同的事情？"

6. "你今天是怎么设法来到这里的？"

7. "如果有一个解决方案，那么……？"

8. "你尝试过做什么会有帮助（哪怕只有一点点帮助）的事？"

9. "什么时候这个问题不出现或不太明显？"

10. "你希望我们做些什么，这样在会谈结束时你就可以说这次会谈是有帮助的？"或"我们今天会谈的最好结果是什么？"

11. "我们什么时候可以不用再见面了？"

12. "你最希望的是什么？那会带来什么不同？"

13. "什么是有用的？"

14. "接下来的一个进步的迹象会是什么？"或"你下一步会做什么？"

15. "当问题比较轻的时候有什么不一样？你在做什么？其他人在做什么？"或"什么时候你似乎看到了期待的未来（目标）？"

16. "假如事情可以改变，那会有什么不同？还有什么不同？还有吗？"

17. "如果 10 分是你达到了理想未来的状态，0 分是你拿起电话预约时的状态，你会给你现在的状态打几分呢？"（加上所有后续的量尺问句。）

在下一章中，我们将讨论治疗焦虑的几种传统方法以及 SF 方法，简要概述这些方法之间的差异。也许可以将传统方法和 SF 方法结合起来，去帮助来访者实现他们期待的未来。

第三章

焦虑的治疗方法

概 述

本章介绍了几种传统的焦虑治疗方法，以及焦点解决（SF）的方法。在精神病学和心理学领域，能看到一种从关注缺乏到关注资源的转变——缓慢但很明显。这里概述了这两种范式之间的差异。传统方法和 SF 方法也可以被结合起来，帮助来访者达到他们期待的未来。

治疗焦虑的传统方法

大多数心理治疗模式符合病理学模式，其目的是利用解决问题的范式来减少痛苦。这些模式包括精神分析、以来访者为中心和认知行为疗法（CBT）。

焦虑的认知模型强调了对威胁的过度敏感（Beck，Emery，& Greenberg，1985）。患有焦虑症的来访者需要更好地评估他们所担心的情况的风险。他们还需要减少回避，面对他们所害怕的情况，以便能够在行为上评估他们的负面预测。当来访者学会以更现实和适应性的方式评估他们的思维时，他们的情绪状态和行为就会得到改善。CBT 治疗师还在更深的认知层次上工作，这些层次包括：来访者对自己、自己的世界和其他人的核心信念。对潜在的功能失调信念的调整可能产生更持久的变化。

暴露疗法要求来访者面对或想象一个恐惧的情况。来访者面对恐惧的身体症状（如心率加快）时，暴露可以是 in vivo（现实生活中的）、in virto（想象中的），或 interoceptive（感知间的）。通过系统脱敏，来访者想象他们害怕的情况，而治疗师帮助他们放松和应对恐惧反应，最终消除焦虑。对产生焦虑的情况的想象逐渐变得更加强烈，直到来访者在现实生活中接近引起焦虑的情况（分级暴露）。暴露可以增强到泛化（flooding）的地步，以提供对真实情况的最大暴露。通过反复将期望的反应（放松）与产生恐惧的情境（例如，开放的公共场所）配对，来访者变得对旧的恐惧反应不再敏感，并学会用放松的感觉来反应。

最近，CBT 的重点有了明显的转变。例如，Beck（2011）强调了积极的一面，指出大多数来访者倾向于过度关注消极的一面。

他们在处理积极数据方面的困难导致他们对现实产生扭曲的感觉。为了对抗这一特点，治疗师应该帮助来访者关注积极的一面。根据 Beck 的说法，应邀请来访者：

- 在治疗评估时（作者按：在我看来，这有点晚了），找出他们的长处（"我有哪些长处和积极的品质？"）；
- 寻找前一周的积极数据（"自我上次来这里，发生了哪些积极的事情？"）；
- 寻找与他们的消极自动想法和信念相反的数据（"有什么积极的证据表明，也许我的想法不是真的？"）；
- 寻找积极的数据（"这说明了什么？"）；
- 注意他们积极应对的实例。

此外，应利用治疗联盟来证明治疗师将来访者视为有价值的人。治疗师还可以布置家庭作业，以促进来访者体验到快乐和成就。

Bannink（2012a，2014a）开发了一种新的 CBT 形式，她称之为积极 CBT。在这种方法中，SFBT、积极心理学和传统的 CBT 被整合在一起。例如，在积极 CBT 中，功能性行为分析是由问题的例外而不是问题本身构成的。监测是关于例外情况的，向下箭头技术，即关注支撑对特定情况的消极反应的信念，被向上箭头技术所取代，后者关注支撑对问题的积极反应和例外的信念。

在心理治疗中使用**意象**有很长的历史，有证据表明意象在一些心理疾病中的意义。从一开始，认知疗法就强调心理意象的作用。认为心理活动可以采取文字和短语或图像的形式，情感上的困扰可以直接与视觉认知相联系，也可以与语言认知相联系，修改令人不安的视觉认知可以导致重大的认知和情感转变。意象在 CBT 干预［如系统脱敏和泛化（见前文）］中起着重要作用。

意象重构（ImRs）修改了一个令人痛苦的图像，以改变相关的消极思维、情感和/或行为。Arntz 和 Weertman（1999）描述了 ImRs 在治疗噩梦、创伤后应激障碍、丧亲之痛、侵入性图像和进食障碍中的应用。ImRs 不仅用于克服问题，还帮助求助者发展对自己的积极看法，促进自我决定和提升幸福感。

侵入性图像在心理障碍中非常常见，因此是基于意象的干预的明显目标。此外，来访者经常会缺乏积极的、适应性的意象。例如，抑郁症和广泛性焦虑症患者往往缺乏对未来的快乐和预测性的图像（Hackmann，Bennett-Levy，& Holmes，2011）。

从以问题为中心的角度来看，消极的意象可以被消除或转化，而从 SF 的角度来看，积极的意象可以被创造或加强。例如，Vasquez 和 Buehler（2007）发现，**想象未来的成功**会增强人们取得成功的动机。对自己未来的积极想象通过帮助人们清楚地阐述目标，并发展能够使人们实现这些目标的行为来激励人们，使人们行动起来。因此，想象未来事件的行为本身不仅使这些事件看起来更有可能成为现实，而且有助于实现这些事件。

故事 4. 运动心理学

使用积极意象是运动心理学的主要干预措施之一。目前，运动心理学和 CBT 中关于意象的文献之间几乎没有重叠之处。与 CBT 文献相比，运动心理学中的意象研究主要集中在积极意象上，而对消极意象的关注很少。运动心理学文献给人的印象是，消极意象是一种需要规避的刺激物；相反，直到最近，CBT 还很少关注积极意象的刻意构建（Hackmann et al., 2011）。造成这种差异的可能是，运动心理学在试图帮助运动员做出更好的表现时，从一开始就没有采用医学模式。

元认知疗法（MCT）（Wells，1995，1997）被用于治疗广泛性焦虑症。MCT 不是针对忧虑的内容，也不教授控制忧虑的方法。Wells 认为，造成广泛性焦虑症的不是忧虑的内容（被称为 I 型忧虑），而是来访者对其忧虑的看法（元认知或对忧虑的信念）。忧虑是一种应对或安全策略，基于对忧虑的信念（例如"忧虑有助于我准备好处理问题"，被称为 II 型忧虑或元忧虑）。然而，忧虑会得到加强，并被更经常地使用，从长远来看，可能会导致对"危险相关"信息更加敏感。这意味着来访者开始将中性情况解释为危险，并关注情况的消极方面。忧虑也会导致想到更多的负面结果，每一个结果都可能导致更多的忧虑。

消极的元认知基于消极的评价："忧虑是有害的"或"忧虑是不可控制的"。这些可能会导致焦虑和恐惧感的增加。积极的元认知是通过示范和强化被学会的。如果担心的事件没有发生，来访者可能会将其归因于担心的行为，这导致了信念的发展，如"担心可以帮助我防止负面事件发生"。请注意，"积极"的内涵与 SFBT 和积极 CBT 中的"积极"不同（Bannink，2012a，2014a），因为就其本身而言，积极元认知是消极的。

眼动脱敏与再处理技术（EMDR）（Shapiro，2001）的目标是处理痛苦的记忆，减少它们的影响，并允许来访者开发更多适应性的应对机制。EMDR 使用一种结构化的八阶段方法来处理来访者对过去、现在和未来等方面的记忆，而这些储存在来访者脑中的创伤和痛苦的记忆，其功能是紊乱的（见本套书的创伤分册）。

基于正念的认知疗法（MBCT）结合了植根于佛教思想的正念冥想和西方的 CBT。正念包括关注每时每刻的体验，无论它是愉快的、不愉快的还是中性的。它增加了一种开放的意识以及集中的注意力，并减少了自动反应。正念可以切断消极想法和消极情绪之间的联系（Davidson et al.，2003）。

同情聚焦疗法（CFT）是为具有高度羞耻感和自我批评的来访者开发的。他们经常发现体验积极情绪（接受他人的同情和自我同情）很困难。它是以过程而不是以疾病为重点，因为羞愧和自我批评是跨诊断过程的，与一系列的心理疾病（如焦虑症）有关。其技术包括使用意象、建立富有同情心的自我，以及使用富有同情心的自我意识来处理个人困难的领域（Brewin et al.，2009；Gilbert，2010）。

Fredrickson（2009）介绍了一种聚焦于同情心的干预方法：慈悲冥想。它的目的是唤起积极的情绪，特别是在人际关系方面。它增加了对自己和他人的温暖和关怀的感觉。在引导下的想象中，来访者将这些温暖和温柔的感觉指向一个好人或动物，然后是自己，然后是不断扩大的包含其他人的圈子（指向陌生人，最后甚至指向与他们有负面关系的人；见练习 21）。

接纳承诺疗法（ACT）与 CBT 的不同之处在于，ACT 不是试图教来访者控制他们的思想、感受、感觉、记忆和其他事件，而是教他们只是注意、接受和拥抱这些事件，特别是不想要的事件。ACT 的前提是，心理上的痛苦通常是由经验上的回避、认知上的纠缠以及由此产生的心理僵化（psychological rigidity）所造成的，这种僵化导致无法采取符合核心价值观的必要步骤去行动（Hayes，Strosahl，& Wilson，2003）。

积极心理学（PP）是一门关注人类积极思想、情感和行为的学术学科，是一门系统地理解心理现象的经验性学科，是一门创造和采用干预措施的应用学科。积极心理学的一系列研究对象包括：乐观、希望、自我效能感、自尊、积极情绪、心流、复原力、幸福和感恩。PP 是对"什么使生活有价值"以及"什么使个人和社区蓬勃发展"的研究，它是对导致个人、关系和工作发挥最佳功能的条件和过程的研究（Bannink，2009b，2012b）。PP 代表了专业人员为帮助人们优化人类功能所做的努力，他们承认优势和缺陷、压力以及压力之外的环境资源。对心理健康的研究有别于对心理疾病及其普遍性和补救措施的长期关注，并与之相辅相成（Keyes & Lopez，2005）。Bannink 和 Jackson（2011）描述了 PP 和 SFBT 之间的异同。

许多药物（如苯二氮卓类药、三环类抗抑郁药、选择性5-羟色胺再摄取抑制药）对减少与焦虑症有关的症状很有效。

药物治疗本身可以缓解症状；然而，没有任何药物可以创造出完整、丰富和有意义的生活。焦虑症的药物治疗通常比心理治疗能更快地缓解症状。然而，从长远来看，药物治疗并不是治愈性的，而且与心理治疗相比，药物治疗的复发率往往更高。

心理治疗，无论是单独使用还是与药物治疗相结合，都被证明对治疗大多数精神障碍以及预防复发是有效的。在所有人群中，药物治疗和心理治疗的结合提供了最持久的疗效。

治疗焦虑的 SF 方法

医学上的疾病通常以缺陷为特征，而治疗是直接或间接地针对这个缺陷，这样病人就能被治愈，或者至少不再受到缺陷的阻碍。精神病学的历史一直被类似的缺陷焦点所主导。治疗方法已经被开发出来，以消除或改善假定的缺陷，即使对缺陷的具体性质的假设可能经常是推测性的。这种对缺陷的关注适用于药物治疗和诸如精神分析或 CBT 的心理治疗的模式，旨在解决潜在的冲突或改变不适应的思维和行为。这种对缺陷的关注有一些局限性，例如，它可能会加强来访者的消极意象，减弱他们的控制感，使他们被动地接受专家的关照。更重要的是，自 20 世纪 80 年代以来，精神病学研究中对缺陷的关注在开发更有效的治疗方法方面充其量只产生了有限的进展（Priebe Omer，Giacco，& Slade，2014）。

然而，并非所有的治疗模式都是针对缺陷而开发的。相反，一些模式旨在挖掘来访者的优势，利用他们积极的个人和社会资源。此外，40 年来对心理治疗结果的研究数据为来访者在改变过程中的作用提供了强有力的经验证据（Miller，Duncan，& Hubble，1997）。来访者，而不是治疗师，使治疗发挥作用。因此，治疗应该围绕他们的资源、感知、经验和想法来组织。对成功最有帮助因素，即来访者和他们的改变倾向，在传统心理治疗的医疗模式中被排除在外。

心理治疗中的问题解决模式假定问题与解决方案之间存在必然联系，就像现代医学一样。这一假设是该领域强调在进行干预前评估问题的基础。De Shazer（1985）和 Bakker、Bannink、Macdonald（2010）指出，没有必要从评估问题开始治疗。如前所述，SFBT 的目的是帮助来访者描述他们对未来的详细愿景，并引导来访者和治疗师更深入地认识来访者在将其愿景变为现实时可以利用的优势和资源。

练习 5. 建立幸福感的三个问句

以下三个问句邀请来访者建立幸福感（Isebaert, 2007）。尽管对来访者来说，找出让他们感觉良好的东西可能很困难，但来访者可能会因在几周甚至几个月内的每天结束时重复这个练习而受益。

1."我今天做了什么让我感觉很好的事？"

2."别人做了什么让我感到高兴的事？我的反应是否也许会让这个人再次做这样的事情？"

3."我还看到、听到、感觉到、闻到、尝到什么我喜欢的东西？"

对患有焦虑症的来访者，SF 问句是：

- "你现在／过去是如何应对的？"

- "你还经历过什么困难的事情？当时是什么帮助了你？"

- "当时对你有帮助的东西，哪些现在对你也有用呢？"

- "当焦虑／担忧在你的日常生活中不那么严重时，你会做些什么不同的事情？"

- "你怎样才能重拾希望，相信未来的生活会变得更容易？"

- "焦虑没有改变的是什么？你是怎么做到的？"

- "尽管焦虑，你希望在生活中保持哪些东西？"

- "什么能帮助你控制焦虑／担忧？"

- "在 10 到 0 的范围内，10 代表你将焦虑处理得非常好，0 代表你根本无法处理焦虑，你现在的情况可以打几分？"（加上后续的量尺问句。）

- "你现在／曾如何做到感到安全并能控制自己的生活？"
- "你如何安慰自己？"
- "谁能安慰你，哪怕只有一点点？"
- "战胜焦虑后，你将如何庆祝？"

也可以邀请患者思考以下问题：

- "如果半夜发生奇迹，我很好地克服了焦虑，以至于我不必再来这里，我对自己的生活（相对）满意，那时会有什么不同？"
- "当这些消极的想法和感觉在我的日常生活中不再是一个问题时，我将做什么不同的事情？当这些变化持续较长时间（几天、几周、几个月、几年）后，它们会给我的生活带来什么不同？它们会对我与生活中重要人物的关系产生什么影响？我所完成的改变会给我的后代带来什么不同？"
- "事情好转的最小的迹象会是什么？这对我来说会有什么不同？下一个小迹象会是什么？再之后的一个呢？我将如何判断我在处理生活中的问题时，会有一点好转，或者我会感到一点轻松？"

摆脱不快乐并不等于获得幸福。摆脱恐惧、愤怒或抑郁不会自动让你满怀平静、爱和快乐。摆脱弱点不会自动使你的优势最大化。在传统的书籍中，可以发现它们的书名多展现出设定以问题为中心的**远离型目标**的思维方式，如《克服抑郁症》或《摆脱完美主义的途径》。

SFBT 绝不是对问题和抱怨有恐惧感。来访者有机会描述他们的问题或关切，治疗师会恭敬地倾听，但不问关于问题的性质和严重程度的细节，也不分析问题的可能原因。通过询问问题的例外情况（一种鉴别诊断的形式）可能会发现，一些障碍可以被消除（例如，当父母被问及例外情况时，可能会发现一个本来会被诊断为多动症的孩子似乎能够在教室里静坐）。

另一种进行 SFBT 的方法是给予适当的承认，即首先收集所有的问题，然后将所有的问题描述转变为来访者想要看到的东西。然后丢弃收集的问题，如果问题是被写下来的，可以把它撕掉，或者直接忽略它，用来访者希望在他们的生活中看到的不同内容来工作。

治疗焦虑的方法的差异

表 3.1 显示了治疗焦虑的传统方法和 SF 方法的比较。它解释了从解决问题到建立解决方案的范式转变是如何应用于治疗焦虑的。

表 3.1　治疗焦虑的方法对比

治疗焦虑的传统方法	治疗焦虑的 SF 方法
以过去和问题为中心	注重未来和解决方案
治疗前做出诊断	阶梯式诊断
专注于消极情绪	注重积极的情绪，承认消极的情绪
术语：病人（医学模式）	术语：来访者（非医学模式）
治疗师已有一套关于改变的理论	来访者自有一套关于改变的理论
关于"病人不想要什么"（问题）的对话	关于"来访者想要什么"（而不是问题）的对话
缺陷模式：病人被视为匮乏的——病人如何受到焦虑的影响？	资源模式：来访者被视为受到影响，但没有受到损害，具有优势和资源——来访者是如何应对焦虑的？
寻找缺点和问题	寻找优势和解决方案：对成功的分析
病人（有时）被视为没有动力的（阻抗）	来访者被视为总是有动力的，但他们的目标可能与治疗师的不同
减少问题和消极影响是治疗的目标	每个来访者的目标都是个性化的；增加积极情绪可能是治疗的目标
治疗师面质	治疗师接受来访者的观点，并问："这有什么帮助？"
关于不可能的对话	关于可能性的对话
治疗师是专家，对病人呈现的焦虑有专业知识；治疗师提供建议	来访者和治疗师都有特定的专业领域；治疗师提出问题以激发来访者的专业性
焦虑总是存在的	焦虑的例外情况总是存在的
长期治疗	可变的 / 个性化的治疗时间
治疗目标是从焦虑中恢复（远离型目标）	治疗目标是来访者想要拥有的东西，而不是焦虑（朝向型目标）

续表

治疗焦虑的传统方法	治疗焦虑的 SF 方法
应对机制需要被学习	应对机制已经存在
需要大改变	小改变通常就足够了
洞察力或理解是一个先决条件	洞察力或理解通常出现在治疗期间或治疗之后；关注的焦点是可靠性和行动
患者的反馈（有时）发生在整个治疗结束时	来访者的反馈发生在每次会谈结束时
治疗师定义治疗的结束	来访者定义治疗的结束

SF 方法可以取代传统方法，也可以与之结合。例如，生物治疗似乎严格以问题为中心；然而，如果来访者认为"焦虑会消失"或他们会（以积极的方式）"精力充沛、活跃和放松"，那就会带来区别。药物治疗的 SF 方法可能包括邀请来访者详细描述，假设药物生效，恢复的最初迹象是什么，以及恢复将如何进一步表现出来。来访者被问及他们自己可以做什么来为药物增加疗效，或者他们可以做什么来创造一个环境，使药物在帮助他们渡过难关方面发挥最大的作用（Bakker et al., 2010）。

从 SF 的观点来看，让来访者处于**专家位置**是很重要的。为了帮助来访者重新获得控制权，治疗师可能会说："有些来访者能够做出你想要的改变，而不必了解他们为什么会有这种感觉。也有些来访者告诉我，探索过去的事情很有帮助。还有些来访者先做出他们想要的改变，然后再解决焦虑的原因。你认为什么会对你最有帮助？"

让来访者处于专家的位置，也可以通过询问他们对焦虑症治疗的了解，或邀请他们在互联网上寻找（更多）信息，或者先解释几种治疗的可能性，然后邀请来访者思考他们认为哪种方法可能对他们最有用来实现。

练习 6. 米色和蓝色

通过这个练习，我向同事、来访者和学生解释以问题为中心的工作和以解决方案为中心的工作之间的区别。我邀请他们环顾四周，找到五个米色的物体。然后，我邀请某人在列出米色物体之前，迅速说出他／她刚刚看到了哪些蓝色物体（或他／她最喜欢的颜色的物体）。这个人可能没有看到任何蓝色物体，或者只有一两个。当小组成员被问及他们需要做什么来找到更多的蓝色物体时，他们说他们必须关注蓝色，而不是米色。

这个练习使来访者清楚地看到他们如何看到他们自己的负面情况。他们把它描述成米色：他们的生活总是米色的；他们不想要米色；他们被米色所累。通过询问他们想用什么来代替米色（他们最喜欢的颜色），他们可以开始关注这种颜色，将其作为比米色更好的选择。"蓝色的生活是什么样子的？"（目标）"什么

时候会有 / 已经有了蓝色的碎片？"（例外）"在一个量尺上，10 表示完全的蓝色生活，0 表示完全的米色生活，你希望能到达几分的位置？你现在在这个量尺上的什么位置？""在量尺的哪个点上，我们可以停止治疗？"

向所有在场的人提出的最后一个问题是："你需要知道关于米色的什么，以帮助来访者专注于蓝色（或他们喜欢的颜色）？"

这个问题的答案（往往令大家吃惊）是：什么都不需要。

练习 7. 关注点不同

本杰明·富兰克林说过，每一个问题都是一次伪装的机会。这是一个注意到关注问题和关注解决方案之间差异的练习。舒适地坐着，闭上眼睛，重复以下句子 10 次："我有一个大问题！"观察你在身体和情绪上的体验。注意这句话对你身体和情绪的影响。

起身，稍做伸展，再做一次练习，这次使用不同的语句。再次舒适地坐下，闭上眼睛，然后重复以下句子 10 次："我有一个大机会。"再次观察这对你身体和情绪的影响。

本章的 SF 问句

18."你现在 / 过去是如何应对的？"

19. "你还经历过什么困难的事情？当时是什么帮助了你？当时对你有帮助的东西，哪些现在对你也有用呢？"

20. "当焦虑 / 恐慌 / 担忧在你的日常生活中不那么严重时，你会做些什么不同的事情？"

21. "你怎样才能重拾希望，相信未来的生活会变得更容易？"

22. "焦虑**没有**改变的是什么？你是怎么做到的？尽管焦虑，你希望在生活中保持哪些东西？"

23. "什么能帮助你控制焦虑？在 10 到 0 的范围内，10 代表你将焦虑处理得很好，0 代表你根本无法处理焦虑，你现在的情况可以打几分？"（加上后续的量尺问句。）

24. "你是如何做到感到安全并能控制自己的生活的？"

25. "你如何安慰自己？谁能安慰你，哪怕只有一点点？"

26. "战胜焦虑后，你将如何庆祝？"

27. "有些来访者能够做出你想要的改变，而不必了解他们为什么会有这种感觉。也有些来访者告诉我，探索过去的事情很有帮助。还有些来访者先做出他们想要的改变，然后再解决焦虑的原因。你认为什么会对你最有帮助？"

在下一章中，我们将研究如何创造一个改变的语境，以帮助来访者从焦虑走向他们期待的未来。

第四章
为改变创造语境

概　述

　　这一章的重点是，创造一个改变的语境，把来访者的注意力从焦虑转向他们想要的未来。这要从建立和谐关系和积极的治疗联盟开始，这也是所有形式的心理治疗起效的必要条件。接纳和认可来访者的经验是其他治疗过程的先决条件。让来访者知道他们的观点和行动已经被治疗师听到并且他们的经验也被普遍化和重新构建，这是非常重要的。帮助来访者建立希望和乐观也很重要，因为大多数焦虑症患者在来做心理治疗之前都有过很多痛苦经历，可能对于改变现状已经感到绝望和悲观。

治疗联盟

　　心理治疗始于建立和谐的关系。该联盟代表治疗师和来访者之间的积极工作关系，以及所有相关人员的积极合作与共同参与。治疗师应努力促进建立积极和强大的治疗联盟，并系统性地监督联盟，而不是仅仅依赖临床印象进行工作（见第八章和第九章）。请记住，来访者对联盟的看法（而不是治疗师的！）是预测治疗结果的最佳指标。一旦治疗开始，就应该关注联盟。如果治疗早期能形成积极的联盟，可以对病情的改善有乐观的预期，而不良的早期联盟则可以预测来访者的脱落。

在 SFBT 中，治疗联盟是一种协商、共识和合作的努力，在治疗联盟中，治疗师和来访者专注于：①例外；②目标；③解决方案。当来访者有主动改变的诉求时，SFBT 称之为消费型来访者（customer-relationship）。当来访者是被迫来接受治疗且认为自己没有问题需要处理时，这被称为访客型来访者（visitor-relationship）。有时来访者希望其他人或其他事情发生变化，SFBT 称之为抱怨型来访者（complainant-relationship）。如果治疗师与他们的来访者不在同一频道上，对于治疗师的提问，来访者可能会经常说"是的，但是……"，治疗师通常将其解释为"阻抗"。"是的，但是……"这种对话模式消耗了对话的能量，很快就会变成围绕孰是孰非的讨论（请参阅本套书的抑郁分册中对"是的，但是……"和"是的，而且……"的详细描述）。

在来访者认为是其他人需要改变的情况下，可以采用四种策略：

1. 告诉来访者，你希望能帮到他，但你不是魔术师。假设你相信一个人很难改变另一个人，那么你还能怎么帮到他呢？或者问来访者"这对你来说有什么问题？"

2. 让来访者想象一下，如果另一个人朝着他期待的方向改变，那么他会注意到这个人与之前有哪些不同之处。同时询问他会注意到自己有哪些不同，以及这会对他的关系产生什么影响。

3. 询问来访者，如果另一个人没有改变，那么未来他自己还能做什么。

4. 探究来访者曾经做过哪些尝试，期待得到的结果是什么。

练习 8. 抱怨第三者

找一个伙伴一起做这个练习，邀请他 / 她谈论他 / 她想改变的另一个人，即第三个人（不是你！）。注意，每一轮抱怨的内容都是一样的，这样扮演治疗师的人就可以分别使用上述四种策略进行提问练习。注意每种策略带来的差异。然后互换角色。作为来访者，你可以从不同类型的问题中学到很多东西。

案例 2. 推荐人想要怎样的不同？

来访者的领导推荐他来找 SF 教练。来访者和领导都认为是社交恐惧症影响了来访者的表现。当教练对于这种情况——起初来访者对来找教练感到犹豫，是领导坚持让他来——表示理解时，治疗关系就变成了消费型的。教练不仅问了来访者希望在生活和工作中有什么不同，还问到他的领导希望他会有什么不同，以及领导认为他应该做些什么才能再次有好的表现。来访者只要把自己的想法和他认为领导持有的想法落实到生活实践中，就能够回到正轨。

聚焦于改变

关注改变是治疗过程的另一个先决条件。决定可以打开哪扇门来获得解决方案的最有用的方法，是描述来访者将采取哪些不同的做法和 / 或在问题得到解决时会发生哪些不同的事情，从而产生对于有益变化的预期（De Shazer，1985）。

治疗师不断提醒来访者，他们不能改变他人，只能改变自己。然而，为了能够改变来访者，治疗师要投入大量精力去学习如何制定治疗方案、如何进行会谈，这是多么讽刺呀！在 SFBT 中，**治疗师的角色**是不同的。在传统的心理治疗形式中，治疗师是房间里唯一的专家，并就如何解决问题提供建议。而在 SFBT 中，治疗师的角色是提出 SF 问句（以未知的态度）的人，在来访者身后一步，并朝着同一方向（朝着来访者想要的未来）看。来访者被视为协同专家：他们被邀请分享他们的知识和专长。当人们相信自己的个人能力可以得到进一步发挥的时候，即使有失败的痛苦，他们也不会变得悲观，因为他们不会被失败所定义。持续的改变和成长开辟了通往成功的道路。Dweck（2006）发现，持有固定型思维的学生比具有**成长型思维**的学生的抱怨更强烈（见本套书的抑郁分册）。

接纳和认可

当来访者描述他们在生活中的困难和痛苦时，需要共情性的理解。肯定来访者的观点很重要。然后，SFBT 会继续探索来访者希望朝着什么方向努力（朝向型目标），或者来访者如何能够保持头脑清醒。在处理情绪时，治疗师承认诸如愤怒、恐惧或悲伤等消极情绪，通过问"我看到你对这个问题的感觉非常强烈。如果可以换一种感受的话，你希望那是什么？"来寻找治疗的可能性是很有用的。

来访者通常非常痛苦，而且很想让人知道自己的感受。SF 治疗师满怀敬意地倾听他们的故事，并尽快转向更积极的对话。有一种误解认为，只有当问题得到全面探讨，或者来访者有机会详细阐述他们对问题的看法时，才可能感到真正被理解和认可。诸如"我知道这对你来说一定很难"或"我想知道你是如何处理得这么好的"之类的话是可以表示理解和认可的，并且比让来访者描述整个问题所花费的时间要少得多。询问来访者迄今为止所做的努力也能起到这个作用。因为大多数来访者在治疗前都已采取措施解决他们的问题。"到目前为止，你做了哪些有益的尝试，哪怕只是一点点？"或"迄今为止，什么有助于你渡过难关？"邀请来访者谈论成功（无论多么小），而不是失败，通常只问第一个问题的第一部分就好。

认可来访者的观点也很重要："我相信你一定有充分的理由这样做。"通过这种方式，治疗师表明他们尊重来访者的意见和想法。在第一次会谈开始时，治疗师可能会给来访者一个机会，去**说出真正的需要**，然后再请来访者去思考希望生活中有什么不同。这已经成为 SF 冲突管理中一种行之有效的方法（Banlink，2008b，

2009a，2010bc ）。

表达接纳和认可的 SF 问句包括：

- "你是如何应对的？"或"你是怎样让自己保持清醒的？"
- "你是如何确保情况没有恶化的？"

故事 5. 承认问题

很久以前，一个村庄的居民因为害怕田地里的龙而挨饿。一天，一个旅行者来到村庄，想要一些吃的。村民们解释说，他们不敢收割庄稼，因为他们害怕这条龙。当旅行者听到他们的故事时，他提出要杀死这条龙。但到了田间，他只看到了一个大西瓜。他对村民们说，他们没有什么好害怕的，因为没有龙，只有西瓜。村民们对他拒绝理解他们的恐惧感到愤怒，并将他砍成了碎片。

另一个旅行者路过村庄，他也提出要屠龙，这让村民们松了一口气。可是他也说村民们搞错了龙，就也被砍成了碎片。

这时，村民们感到绝望了。随后又有第三个旅行者来到了村庄。他也答应要杀了那条龙。他看到了巨大的西瓜，沉思片刻，拔剑将西瓜砍成了碎片。他回到村庄，告诉人们他杀死了那条龙。

旅行者在村子里待了很长时间，直到教会村民们区分龙和西瓜。

当来访者认为他们需要谈论某个问题时，他们是在告诉我们他们有一个会对自己有帮助的**改变理论**。当被邀请参加这些满是问句的对话时，SF 治疗师会主动创造机会，帮助来访者确定通过谈论这些经验（与解决方案和目标相关）能够得到想要的变化（George，2010）。

来访者可以问自己如下的 SF 问句来**更改他们的改变理论**：

- "谈论我的问题对我做出我想要的改变有什么帮助？"
- "我怎么才能知道关于我的问题已经被谈得足够充分了，我们可以专注于我想要去哪里，而不是我曾经在哪里？"
- "我已经把过去抛在脑后的第一个迹象会是什么？"

正常化和重构

正常化就是把来访者的担忧去病理化，这有助于他们冷静下来，并意识到患上焦虑症并非不正常。认为自己不正常会导致问题进一步扩大。当人们看到别人也有同样的问题时，他们会更加同情自己，也会减少消极情绪。把来访者的问题及其应对模式都进行正常化处理是很关键的。中性语言至关重要，应该避免指责、威胁、伤害性言论和其他带有消极情绪含义的词语。一般化也会改变对于 / 来自他人的道德判断，并鼓励形成对于 / 来自他人更深刻的理解。

重要的是要记住，来访者不**是**问题，而只是一个**遇到**问题的人。最好不要贴上"边缘型人格"这样的标签。毕竟，来访者要比他们的诊断更重要。与其说"Ann 是个边缘型的人"，不如说"Ann 患有边缘型人格障碍"。O'Hanlon 和 Rowan（2003）也强调了把人和疾病分开的重要性，以及评估疾病对人的影响的重要性。不要问这个人得了什么病，而是要问这个病作用于什么人。

SFBT 已经被证实对想要**自杀的个案**和 / 或**危机个案**有效（见本套书的抑郁分册）。来访者通常获益于对自己的能力重拾信心和未来导向的方法。邀请来访者思考**如何应对危机处境**的问句有：

- "今天早上我是怎么从床上爬起来的？与其他（糟糕的）日子相比，我做了什么不同的事情，帮助我起床来到这里？"
- "我是怎么能坚持这么久才来到这里的？"
- "我是怎么做到这么长时间不寻求专业帮助的？"
- "在这种情况下，我做了什么来照顾自己？"
- "要继续应对这种情况，最重要的事情是什么？"

- "如果 10 分是感觉很好，0 分是感觉很焦虑，我现在是几分？"（加上更进一步的量尺问句。）

- "当这一切结束后，我希望有什么不同？"

- "我 / 其他人如何注意到我已经克服了危机？"

- "假设我在 1 年、5 年或 10 年后回头看。我会看到是什么帮助我摆脱了这场危机？"或"假设 1 年、5 年或 10 年后，我和一位朋友一起回头看。我们两人都会说，在过去这一年（这些年）里，我做了什么帮助自己从这场危机中走出来？"

当来访者想**自杀**时，可以问他们 SF **应对问句**：

- "假设今晚奇迹发生，你能够很好地应对这种情况了，但你没有意识到奇迹已经发生，因为你睡着了。明天早上，让你意识到奇迹已经发生了的第一个迹象是什么？还会有什么不同？当奇迹发生时，你不再痛苦，也没有自杀的想法，取而代之的会是什么感受？"

- "你最后一次吃东西是什么时候？你是怎么做到的？这对你有什么帮助？""你上一次睡着是什么时候？你是如何做到的？那对你有何帮助？"

- "过去有什么是对你有帮助的，哪怕只是微不足道的帮助？"

- "你是如何成功地一刻接着一刻地坚持下来的？"

- "你将如何度过今天剩下的时间？"

- "还有其他人和你分享吗？这会有什么帮助？"

- "即使在最糟糕的时候，你的家人和朋友会说你哪里做得好？"

- "有些来访者依靠别人来获得希望，因为他们感到绝望，必须依靠借来的希望——别人为他们提供的希望。你生命中重要的人对你有什么希望？他们对你最好的希望是什么？"

关注来访者（及其重要他人）在过去为康复或预防危机所做的有用的事。当预防计划失败或未能付诸实施时，可以制订**康复**计划，特别是对有严重精神问题的来访者来说。通常可以邀请来访者思考一下，在之前的危机中或住院时，发生了什么，让他得以恢复心理平衡：

- "当我开始感觉好起来时，我在做什么？"

- "当我开始从抑郁发作中恢复时，通常发生了什么？"

- "我从以前的危机／住院治疗中学到了什么，在当下可能会对自己有所帮助？"

对于经常陷入危机的极度悲观的来访者来说，预测下一次危机可能是有用的。治疗师询问下一次危机的细节：谁将参与其中，危机将在哪里发生，对其他人有什么影响。这可能有助于打破一种模式，因为治疗师和来访者在寻找抵御危机的方法：来访者如何解决之前的危机，之前用过的有效的方法是什么，以及可以再次使用的方法是什么。

建立希望

仅仅是愿意与治疗师交谈就能产生希望感和积极的期待。当来访者的注意力被放在他们有选择的方面而不是局限性上时，期待就会被强化。当治疗师将来访者的注意力转向他们以前的成功而不是失败时，来访者就会产生更积极的预期。强调来访者的个人控制感，把问题和来访者分开，这有助于消除来访者的自责。然而，如果治疗师对自己帮助来访者实现目标的能力没有信心，并且对良好的结果失去了希望，他们应该检讨需要做些什么才能重拾希望，或者他们应该把来访者转介给一个更有希望的同行。通常是由于治疗师自己的假设、态度和行为造成了绝望的个案（见第八章）。

故事 6. 绝望和希望

人们对困境有两种基本的反应：绝望和希望。在绝望中，消极情绪成倍增加。恐惧和不确定性会转化为压力，而压力会转化为绝望的悲伤或羞愧。绝望扼杀了所有形式的积极性，与他人的联系也随之消失。希望是不同的。它不是绝望的镜像。希望用清澈的眼睛承认消极，点燃积极，允许人们与他人建立联系。希望打开了从困境中恢复过来的大门，让人们变得比以前更强大、更足智多谋。希望是一种相信未来会比今天更好的信念（这种信念与乐观主义相同；参见本套书的抑郁分册），**以及**一个人能够产生影响的信念。

Frank 和 Frank（1991，p.132）研究了在医学治疗中的希望元素：

绝望会阻碍康复或加速死亡，而调动希望在许多形式的治疗中起着重要作用。积极的期待能让人产生乐观、充满能量和幸福的感觉，这实际上可以促进治愈，特别是对那些很大程度上与心理或情感因素有关的疾病而言更是有效。

更多关于希望和乐观的 SF 问句在本套书的抑郁分册中有描述。建立希望的 SF 问句包括：

- "你最大的希望是什么？这会对你有什么影响？"
- "在这段困难时期，是什么让你能一直抱有希望？"
- "假设你有多一点希望，你的生活 / 关系会有什么不同？"
- "能增加你的希望的最小改变是什么？"

- "你什么时候觉得（更）有希望，你是如何做到的？"

- "在 10 到 0 的范围内，10 代表很有希望，0 代表完全没有希望，你现在有几分？"（加上后续进一步的量尺问句。）

- "在你的情况下，一个有（更多）希望的人会做什么？"

- "什么事或什么人能给你更多的希望？"

- "什么表明你走上了解决这个问题的正确道路？"

- "假设积极的时刻会持续更长时间，这会对你有什么影响？这将如何增加你的希望？"

- "你的生活中应该发生什么好事，让你有希望把糟糕的时光抛在脑后？"

- "如果你希望在下一次会谈前增加希望，在我们再次见面之前，你会做什么或希望我做什么？"

- "在我们的对话中，是什么给了你更多的希望，哪怕只是一点点？"

希望通常增长缓慢。邀请来访者**预测**他们第二天的行为，并且发现问题的例外情况的出现，发现他们能够施加的控制比预想的更多。

建立希望的另一种方式是询问**治疗前的改变**（Weiner-Davis，de Shazer，& Gingerich，1987）。"许多来访者注意到，从他们预约会谈到第一次会谈之间，情况似乎已经有所不同。你注意到了些什么？"或"自你预约了今天和我的会面以来，有什么变得更好了（哪怕只是一点点）？""对于你来说，这些积极的变化说明了什么？"安排预约可能有助于促成改变的发生，也给全新的胜任力和控制力的产生提供了可能性。这与 SF 的假设是一致的，即一切都会发生变化，关键不是找出**是否**发生了有用的变化，而是要找出有用的变化是在**何时**发生的。

在设定目标、建立希望和乐观的时候，想象一下**最好的自己**的样子是非常有用的。King（2001）进行了一项研究。第一组参与者要连续四天，每天花 20 分钟写出他们理想的未来——愿望实现、目标达成、一切都得偿所愿（见练习 9）。第二组参与者也是连续四天，每天 20 分钟去书写自己的创伤经历。第三组用同样的时间，既写理想的未来也写创伤经历。最后一组用同样的时间，只写当天的计划。结果表明，描写理想生活的参与者与书写创伤的相比，低落的情绪要少得多，而且幸福感有显著提高。五个月后，实验显现出了非常明显的效果，无论是写创伤经历还是写理想未来的参与者，相比其他两组，疾病都减轻了。

练习 9. 最好的自己

邀请来访者想象一个未来，在这个未来中，他们将尽可能地

达到最好的状态。让他们想象一个最美好的自己——他们自己和他
们喜欢的人都感到满意；也让他们想象自己努力工作并成功实现
了人生目标。你可以将此看作他们实现梦想和潜力的途径。重点
是要摒弃不切实际的幻想，而是想一些积极的、可以实现的事情。
在他们能够清晰地描述后，请他们把细节写下来。写下他们的想
法和希望，这有助于他们对那些具体、真实的可能性做出清晰设想。

本章的 SF 问句

28. "这对你来说有什么问题？"

29. "我看到你对这个问题的感觉非常强烈。如果可以换一种感受的话，
    你希望那是什么？"

30. "迄今为止，什么有助于你渡过难关？"或"过去有什么对你有帮
    助，哪怕只是微不足道的帮助？"

31. "你是如何应对的？"或"你是怎样让自己保持清醒的？"

32. "你是如何确保情况没有恶化的？"

33. "假设今晚奇迹发生，你能够很好地应对这种情况了，但你没有意
    识到奇迹已经发生，因为你睡着了。明天早上，让你意识到奇迹
    已经发生了的第一个迹象是什么？还会有什么不同？当奇迹发生
    时，你不再痛苦，也没有自杀的想法，取而代之的会是什么感受？"

34."你是如何成功地一刻接着一刻地坚持下来？"或"你将如何度过今天剩下的时间？"

35."还有其他人和你分享吗？这会有什么帮助？"

36."即使在最糟糕的时候，你的朋友和家人会说你哪里做得好？"

37."有些来访者依靠别人来获得希望，因为他们感到绝望，必须依靠借来的希望——别人为他们提供的希望。你生命中重要的人对你有什么希望？他们对你最好的希望是什么？"

38."你最大的希望是什么？这会对你有什么影响？"

39."在这段困难时期，是什么让你一直抱有希望？"

40."假设你有多一点希望，你的生活/关系会有什么不同？能增加你的希望的最小改变是什么？"

41."你什么时候觉得（更）有希望，你是如何做到的？"

42."在 10 到 0 的范围内，10 代表很有希望，0 代表完全没有希望，你现在有几分？"（加上后续进一步的量尺问句。）

43."在你的情况下，一个有（更多）希望的人会做什么？"

44."什么事或什么人能给你更多的希望？"

45."什么表明你走上了解决这个问题的正确道路？假设积极的时刻会持续更长时间，这会对你有什么影响？这将如何增加你的希望？"

46. "你的生活中应该发生什么好事，让你有希望把糟糕的时光抛在脑后？"

47. "如果你希望在下一次会谈前增加希望，在我们再次见面之前，你会做什么或希望我做什么？"

48. "在我们的对话中，是什么给了你更多的希望，哪怕只是一点点？"

49. "许多来访者注意到，从他们预约会谈到第一次会谈之间，情况似乎已经有所不同。你注意到了些什么？"或"自你预约了今天和我的会面以来，有什么变得更好了（哪怕只是一点点）？""对于你来说，这些积极的变化说明了什么？"

在下一章中，我们将看到，邀请来访者描述期待的未来，是如何帮助来访者关注到可能性而不是问题的。

第五章

描述期待的未来

概　述

老子认为，没有行动的愿景只是一个梦想，没有愿景的行动是消磨时间。愿景与行动可以改变世界。好消息是，我们可以编辑有关我们期待的未来的故事。我们可以邀请来访者描述一种新的生活（愿景）和实现这种新生活的步骤（行动），并强调改变的可能性。

设定目标有助于使治疗更结构化。它明确了一点，即当目标实现时，治疗将结束，如果进展甚微或没有进展，治疗将中断。它还提供了评估结果的机会。本章介绍了如何设定一个明确的目标，即使用未来导向技术邀请来访者详细描述他们想要的未来。

我们也可以邀请来访者改变他们的观点，可以通过以下几种方式来实现：使用关系问句、使用第三人称视角，并将问题外化。本套书的创伤分册中描述了改变所发生的事情的意义和使用灵性视角（spiritual perspective）。一旦来访者描述了他们的新生活，就可以对动机、希望和信心进行评估。

故事 7. 柴郡猫

柴郡猫是一种虚构的猫，因 Lewis Carroll 在《爱丽丝梦游仙境》（1865）中对它的描述而广为人知。这只猫以其独特的咧嘴笑而闻名。Alice 遇到了一只可以随意出现和消失的柴郡猫。

Alice：请告诉我，我应该从这里走哪条路？

猫：这在很大程度上取决于你想去哪里。

Alice：我不太在乎去哪里。

猫：那么，你走哪条路并不重要。

设定明确的目标

在聚焦问题的治疗中，通常的观点是问题阻碍了来访者朝向他们的目标前进。假如问题被解决后，来访者就可以朝着更富有成效的方向前进。来访者和治疗师通常一致认为，当问题减少或消失时，即来访者不再抑郁，或不再依赖药物或酒精时，就知道问题解决了。然而，如果心理治疗只专注于减少不想要的状态（远离型目标），来访者可能还没有用想要的状态来代替不想要的状态（朝向型目标）。在期待的事情还没有发生的时候结束治疗，相对于在期待的未来要到来时结束治疗，会带来更大的复发风险。大部分的 SF 对话都集中在三个相互关联的活动上（De Shazer，1991）：

1. 产生例外——来访者生活中的哪些目标代表了他们所期待的改变；

2. 想象并描述来访者的新生活；

3. 确认变化正在发生，即来访者的新生活确实已经开始。

案例 3. 出租车司机

我的工作可以比作出租车司机。乘客给定了乘坐出租车的目的地（目标），我有责任将他们安全地送到那里，确保路线尽可能短，并且乘坐舒适。作为出租车司机，我的第一个问题是："你要去哪里？"而不是："你从哪来？"如果乘客回答："我不去机场。"（"我不要……"），我会继续问他们想去哪里（Banlink & McCarthy，2014）。

制定明确目标的十二条建议：

1. 被明确定义的目标是一种积极的表述，它以过程的形式，在此时此地（意味着客户可以立即启动解决方案），在客户的控制范围内，用客户的语言，尽可能具体地描述。

Beijebach（2000）发现，在心理治疗中设定一个被明确定义的目标可以使成功率提高两倍。提出具体问题可能有助于将来访者的注意力集中在**正向目标**上。例如，一位来访者说，她想"不再急躁"，她被问道："如果你不再急躁，你会做些什么不一样的事情？"另一个 SF 问句是："你想用什么来代替急躁？"

故事 8. 超市

如果你去超市，你会列出你不想买的东西吗？这意味着你要列出一份大约 5000 件不想买的东西的清单。当然，你会列出你想要的东西。出于同样的原因，问来访者他们想要什么，而不是他们不想要什么。

2. 目标应**尽可能具体**。来访者通常大概知道自己想要成为什么样的人。例如，一位来访者回答说，她想要"正常"。治疗师说：

"正常意味着不同的人做不同的事情。当你感觉正常时，你会和现在的你有什么不同？什么会告诉你你是正常的？你会做些什么你现在不做的事情？"或者问一个缺乏自信的来访者："你或其他人如何知道你的自信心提高了？你会做些什么你现在不做的事情？"如果可能的话，目标应该被描述清楚，这样当目标被实现时，就会有不止一个人认可这一点，因此可以提高与实现目标相关联的措施的可信度。

3. 治疗师应从来访者那里得到一份详细的**描述**，描述达到目标时，生活会是什么样子以及来访者将会做些什么（不同的事）。

4. 问题可以解决，事实或缺陷无法解决。因此，区分问题和缺陷很重要。对于问题，可以找到解决方案；对于缺陷（如精神分裂症、孤独症、智力缺陷），个人和环境必须尽可能地努力适应。这可能会影响到来访者能走多远。

5. 只要可能，愿望和抱怨都应该被表述为目标，也就是一些我们可以为此做一些事情的事情。

6. 目标不是固定的或静态的，而是可以被看作一种想要的情景。它们在这个过程中发展、完善，甚至可能发生变化。设定目标不是为了达到理想状态，而是为了从来访者的角度看到一个好的或**足够好的**情景。

7. 来访者本人并不是唯一可以定义他们在生活中想要的改变的人。我们还可以问来访者的伙伴、孩子、同事和他们提到过的人，来访者的目标和 / 或他们认为来访者的目标是什么。

8. 心理治疗通常要制定治疗方案。在 SFBT 中，也可以制定治疗方案，但是增加了为每位来访者制定目标的问句："我们讨论这件事情，你最期待的结果是什么？"或"我们如何知道我们可以不用再谈这个问题了？"（Banlink，2012a）

9. 尽可能地请来访者**拓展他们的目标**。所谓被拓展的目标是指超出来访者当前表现水平的目标（来访者必须努力才能达到这些目标）。拓展目标激发了来访者的活力，他们一开始会去做看似不可能的事情，但实际上把不可能变成了可能。即使来访者没有成功，他们最终可能会比没有尝试时更好。

10. 在第四章中，我们讨论了评估来访者改变动机的方法以及如何鼓励改变。在此过程中，治疗师评估他们与来访者建立的关系如何，以优化合作。

11. 邀请来访者开始。请他们将目标分解为可操作的子目标，并列出可得到的支持。要经常与来访者确认，他们是否要调整目标，或者在目标不再适用时放弃它。有时，在治疗过程中需要重新协商目标，但这应该与来访者一起进行，应坦率而明确，从而降低他们追求不同目标的风险。

12. 邀请来访者庆祝成功、治疗结束和 / 或战胜了焦虑（见第九章）。

故事 9. 小熊维尼论成功

不同的人以不同的方式定义**成功**，它越来越成为金钱和地位的同义词。然而，真正的成功与其说是结果或底线，不如说是实现目标和梦想的过程。不仅人类认为成功很重要，一些"动物"也将其作为**最重要的主题**。在《小熊维尼论成功》（*Winnie-the-Pooh on Success*）（Allen & Allen，1997，p.17）一书中，聪明的陌生人告诉动物们如何才能成功。他在一张纸上写下如下的首字母缩略词，并将其展示给他的朋友：

Select a Dream（选择一个梦想）

Use Your Dreams to Set a Goal（用梦想设立一个目标）

Create a Plan（制订一个计划）

Consider Resources（考虑资源）

Enhance Skills and Abilities（提高技术和能力）

Spend Time Wisely（明智地使用时间）

Start! Get Organized and Go（开始！做好策划，行动起来）

用于**设立目标**的 SF 问句包括：

- "你来访的目的是什么？"
- "来和我见面，你最想要的结果是什么？"
- "发生什么事时，你 / 其他人就会知道你不需要再来这里了？"
- "此次会谈结束时，你 / 其他人希望看到什么不同？"
- "你最大的期待是什么？当你的期待实现时会有什么不同？"
- "假设今晚你睡着时发生了一个奇迹。奇迹是让你到这里来的那个问题已经解决了。但是你不知道这些，因为你睡着了。明天早上你会首先注意到什么——它告诉你奇迹发生了？会有什么不同？你会做些什么不一样的事情？在奇迹发生后的这一天中，你 / 其他人还会注意到什么？还有吗？其他人会有什么不同的反应？"
- "如果你不焦虑，你的生活会是什么样子？"
- "如果你不再焦虑，你会是谁？"
- "假如有一种只有积极作用的神奇药丸。你的生活会有什么不同？"
- "如果你完全忽略自己的局限性，你可能达到的不可思议的目标是什么？"
- "你怎么知道（今天）来这里是很有帮助的？"
- "尽管来这里不是你的主意，但有什么能告诉你这不完全是在浪费时间？"

- "想象一下，你从焦虑中夺回了对生活的控制权。你怎么知道你正过着一种你应得的生活？"

- "如果这些会谈发生在几个月之前，且它们是有效的，你会怎么注意到它们是有效的？"

- "如果要你在脑海中描绘一幅理想生活的画面，你现在仍在回避这幅画面，或者它仍会让你感到恐惧，那么这幅画面会是什么样子？"

未来导向技术

SFBT 通过做一些*治疗性的时间旅行*来邀请来访者详细描述他们的新生活。未来导向技术（future-oriented technique）运用其内在智慧——来访者通常已经知道问题的解决方案，只是他们还不知道自己已经知道了。

Erickson（Rossi，1980）是最早使用未来导向技术的心理治疗师之一，它也被称为时间虚拟导向（pseudo-orientation in time）。在催眠的状态下，他让来访者想象在 6 个月之后遇到他，并告诉他问题已经解决，以及他们是如何做到的。尽管来访者并不总是采用他们提出的那个解决方案，但事实证明，他们中的许多人在 6

个月之后状态有所好转。

练习 10. 来自未来的信

　　邀请来访者以若干年（6个月、1年、5年或10年，任意一段时间）之后的未来自己的身份给现在的自己写一封信（Dolan，1991）。请他们描述他们过得很好的状态，他们在哪里，正在做什么，他们做了什么关键的事情才达成那种状态。最后，请他们站在未来的角度给现在的自己一些明智而富有同情心的建议。

　　另一种未来导向技术是，邀请来访者想象**年长且更聪明的自己**（Dolan，1991）。他们仍然健康，仍然拥有所有的智力和能力。来访者甚至可以与年长且更聪明的自己一起散步，并就他们的问题征求对方的意见：

- "为了过好现阶段的生活，这位年长且聪明的人会建议我做什么？"
- "这个人会说我应该考虑什么？"
- "这个人会说些什么来帮助我从焦虑中解脱出来并（重新）恢复正常？"
- "对于如何安慰我自己，这个人会怎么说？"

- "从这个人的角度来看，治疗（如果需要）怎样才可以最好地帮到我？"

故事 10. 积极的可视化

积极的可视化是指通过改变自己的想法和期待来影响外部世界的做法。运动员经常使用积极的可视化来提高他们的表现。一些名人声称可视化在他们成功的过程中起到了重要作用。这些名人包括 Oprah、Tiger Woods、Arnold Schwarzenegger、Anthony Robbins 和 Bill Gates。演员 Jim Carrey 在 1987 年给自己开了一张 1000 万美元的支票。他把这张支票的支取日期定在 1995 年感恩节，并补充说明"这是表演所得"。此后的那些年他一直将其可视化，直到 1994 年，他因在《阿呆与阿瓜》（Dumb and Dumber）中的角色获得了 1000 万美元。

来访者可能会从积极可视化中获益，正如运动员和名人一样。

练习 11. 生活总结

邀请你的来访者写一篇文章，描述他们希望在他们的孙辈（或者他们关心的一个小孩）眼中，他们的生活是怎样的。几天后，让他们再回看一下这个总结，看看他们生活中缺少了什么，以及需要哪些改变才能使这篇总结成为现实。

写生活总结的另一种方式是写一篇颂词："我想怎样被人记住？"颂词是一篇赞美刚刚去世或退休的人的文章。Covey（1989）使用了一种类似的技巧："高效能人士"的习惯之一是以终为始，也就是说，出发时就要清楚地知道目的地在哪里，这样，你所走的每一步都是朝着正确的方向。这样做的方法之一就是，想象若干年后，如果你能看到自己的葬礼，你希望你的家人、朋友和同事会说，因为你的存在，他们的生活发生了什么样的改变呢？

练习 12. 一年后

邀请你的来访者详细地描述一年后他们生活中的某一天。如果来访者很难在两个选择之间做出抉择，这可能是一种很好的干预措施，因为这两种选择的结果都显而易见，即使治疗师认为来访者此时看不出自己的选择结果会有什么差异，这仍然是一种有价值的干预措施。

练习 13. 五年计划

邀请你的来访者展望一下更远的未来。请他们把一张大纸划分成几块。在垂直方向上列出他们想要达到的子目标（例如，工作、家庭、朋友和休闲目标；见表5.1）；在水平方向上写下从现在开始的一年、二年……五年；在交叉的空格里写下他们为实现目标将采取的步骤，从五年后的情况开始，向后倒推着写——"如果这就是我五年后要到达的地方，那么从现在开始的四年后我应该已经走了多远？三年后呢？那时我应该已经完成了多少？两年后？一年后？"五年计划帮助来访者制定现实的目标，并将其呈现在时间线上，明确地说明为了最大限度地提高五年内实现目标的机会，他们可以采取哪些步骤。

表5.1 五年计划

目标	一年	两年	三年	四年	五年
工作					
家庭					
休闲					

练习 14. 连环画

连环画，是指在一块面板／一张纸上画出一系列相互关联的图

画来组成一个故事，这是定义目标和确定实现目标所采取的步骤
的另一种方式（图 5.1）。由于大多数孩子都是动物爱好者，所以
可以问他们将来想成为哪种动物，现在把自己比作哪种动物。请
他们画一幅有六格图的连环画，首先画出他们想要成为的动物（例
如，第 6 格画狮子），然后画出他们现在是什么动物（例，第
1 格画一只老鼠）。然后让孩子们按照他们希望的顺序画其他的画
（从第 2 格到第 5 格）。还要问孩子们，如果他们成为他们希望
成为的那个动物，他们需要保有第 1 格动物的哪些优势和资源。
跟孩子们（和他们的父母）讨论这些图画，并将这些图画看成他
们小时候的生活。连环画技术也用于 SFBT 的成人和团队辅导中，
而且始终从最后一格图开始。

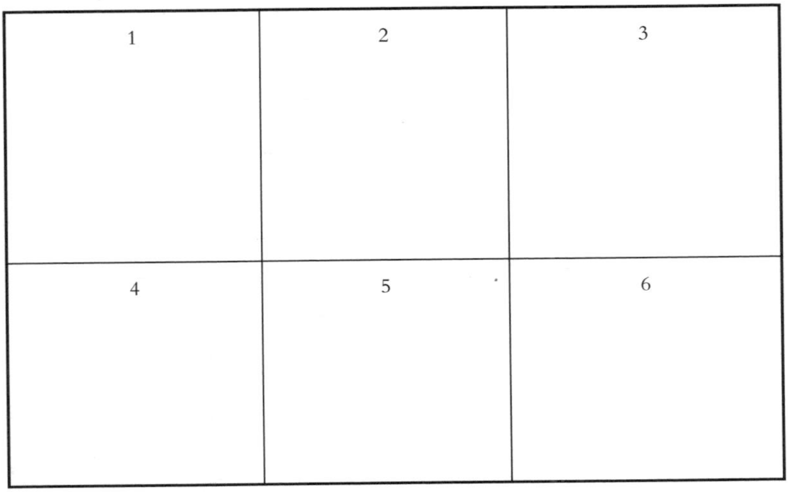

图 5.1　连环画

练习 15. 从第二章开始

跟来访者说："一本书有许多章节。你可以用这种方式来看待你的生活。如果你要写你的生活故事，从第二章开始，而不是第一章。你目前所经历的所有问题和焦虑都可以省略。你的生活描述中会有哪些积极的不同？在第二章中，你会忽略不写哪些人，同时又会写哪些人呢？在第二章中你有哪些优势和资源？你已经在使用第二章中的哪些好主意了？"作为练习，写下你自己的人生故事，但从第二章开始。

使用不同的视角

可以通过多种方式邀请来访者改变他们的视角。来访者可能会被邀请改变所发生的事情的意义或使用灵性视角（见本套书的创伤分册）。也可以通过询问关系问句来建构对互动事件及其意义的描述。另一种改变视角的方法是将问题外化：邀请来访者将问题与他们本人分开，是问题影响了他们，但是问题并不总是控制他们生活的每一个方面。还有一种方法是使用第三人称视角。

使用**关系问句**时，治疗师会找出哪些人是来访者的重要他人，并将这些重要他人放入问句当中，以鼓励来访者从互动的视角来描述他们的情况，以及他们想要的不同。"假设你们两个未来相处得更好，你丈夫会注意到你在做什么而不是发脾气？"或"当你们两人之间的关系变得更好时，你的孩子会说有什么不同呢？"

Walter 和 Peller（1992）介绍了**互动矩阵**，这是一个从互动角度构建解决方案的工具，它邀请来访者进入不同的区域（见表 5.2）。矩阵上部有如下方面：目标、假设的解决方案和例外。矩阵左侧是不同的视角。第一种是**自我**。这个位置的问题邀请来访者从自己的角度回答。第二种是**他人**。这个位置邀请来访者在回答问题时，就好像他们正在从别人的角度倾听和报告一样。为了回答这些问题，来访者必须暂停自己的思维方式，想象其他人会如何回答这些问题。他们必须站在他人的立场上，或者至少想一想他人会如何回答这些问题。

矩阵的第三行是一个独立的（**观察者**）视角。这是一个观察者的位置："如果我是墙上的一只飞虫，在观察你和你的伴侣，当情况好转时，我会看到你做些什么不同的事情？"或"想象一下，你就你的情况去咨询一个人，一个你非常尊敬的人，他可能已经不在人世了，或者你可能都不认识他。这个人会建议你做什么？或思考什么？"矩阵中的每一个问题或每一行都会邀请来访者进入一个体验领域，去体验不同于他们以往使用的思维方式。

表 5.2　互动矩阵

视角	目标	假设的解决方案	例外
自我			
他人			
观察者			

练习 16. 自我、他人和观察者

使用相同的三个视角（自我、他人、观察者）询问来访者这些关系问句。特别是在来访者希望他人改变的情况下，这些问题可能很有帮助。请注意，问题均以"当……时"（when）而不是"如果"（if）开头，暗示问题（终）将消失（参见第二章）。

1. "当这个问题被解决时，你会注意到对方有什么不同？你会看到他 / 她做什么不同的事情吗？还有吗？"

2. "当这个问题被解决后，对方会注意到你有什么不同？他 / 她会看到你在做什么不同的事情？还有吗？"

3. "当这个问题被解决后，一个外部观察者在观察你时，他 / 她会注意到你和对方的关系有什么变化？这个观察者会看到你们两个人在做什么不同的事情？还有吗？"

将问题外化有助于来访者改变看问题的视角，并将问题与他们自己分开，认为问题影响了他们，但并不总是在控制他们的生活。这种干预方法来自**叙事疗法**（White & Epston，1990）。随着问题的外化，来访者可以自由地将自己与有问题的自我形象分开。这个问题被看作存在于他们自身之外的东西，对他们有负面影响，但并没有定义他们。来访者首先给这个问题起一个名字，比如恐惧、压力或担忧——一个名词（X）是最好的。"你会如何命名困扰你的问题？"然后再问一些关于例外的问句：问题（X）何时不存在或不太明显，以及来访者做了什么让问题不存在或不太明显。来访者被邀请谈论当问题（X）出现的时候，他们是如何成功应对的。根据他们的需求，可以花更多或更少的时间来了解问题（X）如何控制他们的生活。增强他们能够更好地掌控自己生活的信心，以此来彰显他们的能力。同样，将问题归咎于他人（一个或多个）的趋势也会越来越弱。在每次会谈中，让来访者在 10 到 0 的量尺上打分，看这个问题在多大程度上控制了来访者：10 分代表来访者完全控制了问题（X），0 分则代表问题（X）完全控制了来访者。很明显，在大多数情况下，随着对问题（X）的控制分数增加，问题可能就会消失。

将问题外化的 SF 问句如下：

- "你会如何命名困扰你的问题？"

- "在 10 到 0 分的量尺上，你今天的分数是多少？"如果高于上次会谈的分数："你是怎么成功做到的？"如果分数与上次持平："你是怎么保持这个分数而没有让它下降呢？"如果低于上次分数："你之前做了什么让自己能再次前进？在过去类似的情况下，你做了什么才成功的？上周你生活中的重要他人注意到了你的什么？这如何影响了他们对待你的行为？"

- "当你对 X 有（更好的）控制时，你会做些什么（不同的）事情？"

- "当你应对 X 时，你会做什么？哪种武器最有用？"

- "你怎么能够糊弄 X 或让 X 上当？"

- "如果你赢了 X，你会怎么庆祝呢？"

- "X 让你困扰了多久？"

- "在你认识的那些人当中，谁会在你遇到困扰的时候提醒你，让你想起你的优点、成就，以及你的生活是有意义的？"

- "当 X 在你耳边低语时，你总是倾听吗？"

- "关于你的过去，你能告诉我些什么，让我能理解你是如何成功地战胜 X 的？"

使用**第三人称视角**是改变视角的另一种方式。

治疗的一个常见目标是改变自我，因此来访者应该对评估他们自开始治疗以来的变化特别感兴趣。评估变化很重要，因为它是组成满意感和幸福感的关键因素（Carver & Scheier，1998），也指导未来的行动方向："我正在变得不那么焦虑了吗？"或"我们在关系中做得更好了吗？"

自我改变影响人们的记忆视角。当人们寻找改变的证据时，第三人称视角的回忆会让人判断自己产生了更大的自我改变，而当人们寻找持续性的证据时，则会判断产生了更小的自我改变。Ross 和 Wilson（2002）发现，从第三人称的视角回忆过去的、改变前的自我有助于保持改变。感知到的变化越大，人们对自己的努力就越满意，因此就越容易调动必要的资源来维持自己的努力。

Libby、Eibach 和 Gilovich（2005）发现，有两种将自己视为成功了的方法：第一人称视角和第三人称视角。当一个人从第三人称视角看待自己时，所期待的行为继续发生的可能性要大得多。这一理论建立在一项研究上，该研究表明，我们将他人的行为解释为他们人格的表现，而将自己的行为解释为由我们所处的情景所致。因此，从第三人称的角度来看自己，可以让我们看到有这种行为的人是什么样的。认为自己就是那种会做出所期待的行为的人，可以增加做出该行为的可能性。

Vasquez 和 Buehler（2007）发现，当人们从第三人称而不是第一人称的视角将成功完成未来任务时的情景视觉化时，他们会更有动力去争取未来任务的成功。从第三人称的视角来看一个行为时，人们通常在相对较高的抽象层次上对其进行解释，以赋予其更大的意义和重要性，从而提高激励效果。他们发现，当学生从第三人称而不是第一人称的视角想象自己成功完成任务时，他们的成就动机会得到更大的提高。此外，研究表明，促使人们重视第三人称想象的描述会增加动机的强度。

评估动机、希望和信心

如果来访者和治疗师在开始治疗时就抱有一种假设，即在治疗中有意地寻找解决方案，或将某些事情抛在脑后，那将是一件好事。然而，并不是所有的来访者都会认为自己是问题和/或解决方案的一部分。在这些情况下，传统的心理治疗使用"阻抗"（resistance）和"不顺从"（noncompliance）的概念。阻抗意味着来访者不想改变，治疗师与他们正在治疗的来访者系统是相分离的。然而，认为来访者是合作的更有利于治疗：他们正在向治疗师展示他们认为变化是如何发生的。当治疗师理解他们的想法并据此采取行动时，合作就会发生。如果治疗师在对方身上看到了阻抗，那么他们就看不到来访者合作的努力；相反，如果治疗师看到来访者独特的合作方式，他们就看不到阻抗。应该从治疗师 – 来访者合作的角度来看待每一位来访者，而不是关注阻抗、权力和控制（De Shazer，1984，p.13）。来访者不做家庭作业并不意味着他们表现出了阻抗，实际上他们是在合作，因为他们正在用这种方式告诉治疗师这项家庭作业与他们的做事方式不符。治疗师的任务是帮助来访者发现自己的能力，并利用这些能力创造他们想要的未来。

以阻抗概念为中心的治疗师和来访者就像站在赛场两端的、对立的网球运动员。他们在努力相互对抗，治疗师想要赢来证明治疗是有效的。以合作概念为中心的治疗师像是和来访者处在同一阵营，要与伙伴并肩作战，这样就可以合作击败共同的对手，因此合作是必要的。

同样，在 Erickson 看来（Rossi，1980），阻抗具有合作意义：它可能是来访者对治疗师干预的反应之一。

动机性面谈（Miller & Rollnick，2002）的原则之一是无条件地接受来访者的立场。治疗师建立的是一种基于协作、个人责任和自主的关系。Miller 和 Rollnick 指出，没有做好准备或无法搁置自己对问题行为的（错误的）想法，就会阻碍治疗师以非道德评判的方式与来访者工作。治疗师应以同理心做出反应，避免讨论，并强化来访者的自我效能感。Miller 和 Rollnick 描述了**改变谈话**。这是一种 SF 沟通方法，通过强调行为改变的优势，增强来访者内在的改变动机。为了引出改变谈话，他们会提出开放式问题，例如"你希望看到事情发生什么样的变化？"或"你希望五年后你的生活看起来是什么样的？"

本章的 SF 问句

50. "如果你不再急躁，你会做些什么不一样的事情？"或是"如果你不是一个容易急躁的人，你想成为什么样的人？"

51. "正常意味着不同的人做不同的事情。当你感觉正常时，你会和现在的你有什么不同？什么会告诉你你是正常的？你会做些什么你现在不做的事情？"

52. "你或其他人如何知道你的自信心提高了？你会做些什么你现在不做的事情？"

53. "我们讨论这件事情，你最期待的结果是什么？"或"我们如何知道我们可以不用再谈这个问题了？"

54. "你来访的目的是什么？"或"来和我见面，你最想要的结果是什么？"或是"发生什么事时，你／其他人就会知道你不需要再来这里了？"或"此次会谈结束时，你／其他人希望看到什么不同？"

55. "假设今晚你睡着时发生了一个奇迹。奇迹是让你到这里来的那个问题已经解决了。但是你不知道这些，因为你睡着了。明天早上你会首先注意到什么——它告诉你问题已经解决了？会有什么不同？你会做些什么不一样的事情？在奇迹发生后的这一天中，你还会注意到什么？还有吗？其他人会怎么注意到奇迹已经发生？他们会有什么不同的反应？"

56. "如果你不焦虑，你的生活会什么样子？"

57. "假设有一种只有积极作用的神奇药丸。你的生活会有什么不同？"或"如果你完全忽略自己的局限性，你可能达到的不可思议的目标是什么？"

58. "你怎么知道今天来这里是很有帮助的？"

59. "尽管来这里不是你的主意，但有什么能告诉你这不完全是在浪费时间？"

60. "想象一下，你从焦虑中夺回了对生活的控制权。你怎么知道你正过着一种你应得的生活？"

61. "如果这些会谈发生在几个月之前，且它们是有效的，你会怎么注意到它们是有效的？"

62. "如果要你在脑海中描绘一幅理想生活的画面，你现在仍在回避这幅画面，或者它仍会让你感到恐惧，那么这幅画面会是什么样子？"

63. "假设你们两个未来相处得更好，你丈夫会注意到你在做什么而不是发脾气？"或"当你们两人的关系变得更好时，你的孩子会说有什么不同呢？"

64. "如果我是墙上的一只飞虫，在观察你和你的伴侣，当情况好转时，我会看到你做些什么不同的事情？"或"想象一下，你就你的情况去咨询一个人，一个你非常尊敬的人，他可能已经不在人世了，或者你可能都不认识他。这个人会建议你做什么？或思考什么？"

65. "当这个问题被解决时，你会注意到对方有什么不同？你会看到他／她做什么不同的事情吗？还有吗？当这个问题被解决后，对方会注意到你有什么不同？他／她会看到你在做什么不同的事情？还有吗？当这个问题被解决后，一个外部观察者在观察你时，他／她会注意到你和对方的关系有什么变化？这个观察者会看到你们两个人在做什么不同的事情？还有吗？"

66. "你会如何命名困扰你的问题（X）？你今天对X的控制程度，在量尺上可以打到多少分？"（加上所有后续的量尺问句。）

67. "你希望看到事情发生什么样的变化？"或"你希望五年后你的生活看起来是什么样的？"

在下一章中，我们将看到，所有来访者都拥有有助于提升他们幸福感的优势和能力。发现来访者的能力有助于让他们看到，即使在最困难的情况下，他们自己是如何努力应对的。

第六章

发现能力

概　述

将焦点放在变化上，可以展现来访者现有的个人优势和资源。Erickson（Rosen，1991）将其描述为来访者巨大的知识仓库。关注优势和能力——进行成功分析——增加来访者的动力，帮助他们发现他们是如何应对的。

另一种发现能力的方法是发现来访者经常忽略的例外情况。问题持续存在，可能只是因为来访者认为或说问题"总是"发生。当问题不存在或问题不那么严重时，它们会被视为无关紧要的或甚至没有被注意到，因此一直隐藏着。SF 治疗师会留意例外情况；他们帮助来访者将注意力转移到事情有所不同的时候，在这个过程中，解决方案会自然地显露出来。

提出能力问句可以刺激来访者谈论成功和积极的差异，并进行自我表扬，这可以增强他们的自我价值感。关于细节的问句是关键："还有什么？""还有什么？"重要的是要不断询问所有看起来像成功、资源的东西或来访者自己重视的东西。此外，"还有什么？"这个问题意味着还有更多，来访者需要做的就是找出它们。

发现优势和资源

所有的人都有可以利用的能力，尽管他们面临着各种挑战，但仍能提高他们的生活质量。治疗师应该尊重这些能力以及来访者希望运用这些能力去达成的目标。始终强调来访者认定的优势，可以提高他们的积极性。发现优势需要一个合作探索的过程。它使治疗师摆脱了对来访者的困难进行评判或指责的诱惑，而转向发现来访者如何设法生存，甚至是茁壮成长。所有的环境——即使是最暗淡的环境——都包含着资源。Saleebey（2007）将此描述为优势视角。

Masten（2001）发现优势和复原力之间有一个重要的区别。优势是指一个人的属性，如良好的应对能力，或保护性的环境，还有支持性的伙伴。复原力指的是在面临挑战时，这些优势能够让人适应挑战。因此，一旦治疗师帮助来访者识别优势，这些优势就可以用来帮助理解和增强来访者的复原力（Bannink，2008a，2014b）。

SFBT 对来访者在感觉低落时仍然能够采取的行动给予认可。这有助于他们识别自己的独特优势，使事情变得更好。承认自己是成功的，即使是很小的成功，也会产生更积极的感觉，并相信事情已经和／或可以变得更好。如果来访者找不到任何力量，请他们用**第三人称**视角，从更积极的角度来看待自己（见本套书的抑郁分册和创伤分册）。

邀请来访者**寻找个人优势**的 SF 问句：

- "我／别人认为我拥有什么力量来抵御焦虑？"
- "是什么让我有力量在早上起床？"
- "我为什么没有放弃希望？"
- "我最好的朋友可能会欣赏的我一直以来与困境斗争的方式是什么？"
- "我做了什么来阻止事情变得更糟？"
- "即使事情变得更糟糕，我还是设法坚持了什么？"
- "我是用什么方法来寻找解决棘手情况的办法的？"

- "我从这些困难时期获得了什么智慧，我想把它传给我爱的人或关心的人（例如，孙子、孩子或朋友）？"

- "我想过、说过或做过哪些事情，帮助我从开始的地方走到现在所在的地方？"

培养新习惯的关键是反复练习这种行为。习武的人会明白，导师只能传授一小部分的要义，人们只有通过不断训练才能获得必要的经验。不要追求太多技术，而要一个一个地使每种技术成为你自己的技术。这对建立优势也是有效的。以下是一些能引起许多来访者共鸣的方法：

- 量表：填写优势测评量表（Values in Action，VIA），找出你的标志性优势。

- 沟通：与他人谈论你的优势；讲述你的优势是如何帮助你的，以及在你处于最佳状态时是如何发挥作用的。在交谈中利用你的优势，例如，如果你想在好奇心的基础上展开对话，就带着真正的兴趣来提问。

- 写日记：把自己的优势写下来，在内心梳理这些优势。比如，如果你想让自己更谨慎些，就要考虑一个有冲突的情况，并写下得失。

- 自我监控：建立一个追踪系统，监测你一天的经历。逐小时追踪你正在使用的一个或多个优势。你可能需要一个闹钟或其他外部提示，来提醒自己监测所使用的优势。这一策略涉及使用你的自我调节优势。

案例 4. 能力迁移

Lamarre 和 Gregoire（1999）描述了一种被称为能力迁移的技术，他们邀请来访者谈论他们生活中其他领域的能力，如运动、爱好或特殊才能。他们要求来访者运用这些能力来实现他们的目标。他们描述了一个患有恐慌症的来访者如何学会放松的例子：只要他感到焦虑，就应用他的深海潜水知识。

案例 5. 积极的督导

"当我得到一份在精神健康机构实习的工作时，我十分脆弱、感到不确定。我的督导盯着我所犯的错误和我所不具备的技能。当我的不完美被凸显出来的时候，我总是有保护自己的冲动。然而，这就像是在打一场必败的战斗：一个错误就是一个错误，'我应该知道的'。我畏缩了，开始对督导感到焦虑，我越来越感到不确定。实习的最后几个月，我带着腹痛去参加督导会谈。

"当我遇到一位使用积极关注的督导时，我的经历就非常不同了。我被问到督导的目标是什么。通过用从 10 到 0 的评分，我们检查了我在完成目标方面走了多远。我被问到我为什么给 6 分而不是更低。我们考察了我拥有哪些能力，以及在哪些情况下我能够朝向目标行动。我很惊讶：我们没有看我的弱点，而是看我的长处和技能。我突然觉得自己在工作中比以前想象的更有能力。

"以错误为重点的严格的等级制度消失了，存在着一种更平等的关系。因为被督导者个人也有空间，我感到被认可和尊重。因与来访者互动而被复杂化的个人情况或特点，如我的完美主义，也得到了解决。这样一来，督导就成了培训的一个有趣的部分，我们体验到共同的激情，就能在工作中创造更多的意义。我真的感到有一种冲动，想跑到会谈中与我的督导分享新的发展和我的成长。在热情洋溢地分享了某项技术后，她说：'你认为谁更惊讶于它的效果，是你还是你的来访者？'"

练习 17. 在你最好的时候

请来访者回想他们处于最佳状态的时候——他们在哪里？谁和他们在一起？他们在想什么、做什么、感觉如何？这可以是一个带来愉快回忆的经历，如生日、婚礼、工作面试，或者是他们完成了某项重要任务的时候。

他们可能会发现用实物纪念品——照片、度假时收集的饰品、奖杯或奖状、有意义的信件或大学学位证——来做这个练习会有好处。在来访者回忆完事件后，请他们花几分钟时间，沉浸在过去的成功和这一经历带来的愉快感受中。不要要求他们找出某些事情发生的原因，这往往会产生反作用。相反，请他们专注于回放这段体验。

这个练习已经被证明可以建立积极的情绪和自信。另一种方法是请来访者想象自己在即将到来的事件（比如考试）中处于最佳状态，注意，不是过去的事件。或者简单地问一句："你什么时候处于最佳状态？"或者"从 10 到 0，你经历过的最高分是多少？那是什么样子的？"

发现例外

例外是指那些与问题形成对比的行为、看法、想法和感觉，如果被治疗师放大和／或被来访者增加，就有可能导致解决方案出现（Lipchik，1988，p.4）。对于来访者来说，问题被看作主要的，而例外情况，如果有的话，被看作次要的；而对于 SF 治疗师来说，例外情况被看作主要的。干预的目的是帮助来访者进行类似的反转，这将带来解决方案的发展（De Shazer，1991）。当被问及作为解决方案的关键的例外情况时，来访者可能第一次开始注意到它们。解决方案往往是由未被认识到的差异发展而来的。Wittgenstein（1953/1968）指出，例外就在表面，你不需要去挖掘它们。然而，来访者往往忽略了它们，因为他们觉得问题总是在发生。这些例外是对我们非常重要的方面，由于其简单性和熟悉性而被隐藏起来。根据 Wittgenstein 的说法，治疗师不应该挖掘、猜测或复杂化。这就是为什么在 SFBT 中，治疗师停留在表面，抵制分类或寻找问题本质的诱惑。治疗师的任务是帮助来访者找到这些例外情况，并将其放大，使这些例外情况开始对他们产生影响。两种类型的例外情况是：

1. **与目标有关的例外情况**："你在什么时候会看到，你所期待的不同之处闪现在生活中？你上次注意到它是什么时候？它是什么样的？当时有什么不同？"

2. **与问题有关的例外情况**："在什么时候，问题不那么严重了？在什么时候，问题会短暂地不存在？在什么时候，你能更好一点地应对这个问题？"

如果例外情况是刻意设计出来的，来访者可以让它们再次发生。如果例外情况是自然发生的，来访者可以通过追踪例外情况或试图预测它们来发现更多的例外情况（见练习 23）。治疗师在听取和探讨这些例外情况后，称赞来访者所做的一切。他们邀请来访者使用三个**能力问句**来讲述他们的成功故事：

1. "你是怎么做的？"

2. "你是如何决定要那样做的？"

3. "你是如何做到的？"

第一个问题假定来访者已经做了一些事情，因此假定有行动、能力和责任。第二个问题假设来访者已经做出了积极的决定，使他们有机会写出一个对他们的未来有影响的新的生活故事。第三个问题是请来访者讲述他们的成功经验。

在焦虑的任何症状中都可以找到例外情况。

请来访者用以下**寻找例外的问句**来思考例外情况：

- "什么时候我觉得不那么焦虑了？"
- "过去几周，我在哪天感觉更好？"
- "在过去的一周里，我什么时候能少担心一些（哪怕只有一点点）？"
- "过去几周，我什么时候感觉更放松了？"
- "我是如何克服想……（使用酒精，避免困境）的冲动的？"

- "当问题结束或开始结束时会发生什么？"
- "什么时候我感觉更安全了？"

练习 18. 注意你能够克服冲动的时刻

虽然来访者经常说，有问题的行为（如：酗酒、赌博、自残、逃避反应、强迫性行为）总是会发生，但总会在一些情况下，有问题的行为不会表现出来（或没有那么严重）。这些都是来访者可以构建的例外，因为它们已经是来访者的一部分。布置这项任务的前提假设是来访者一定会时不时地想要克服这种冲动，而且他们会做一些不同的事情来克服这种冲动。来访者的注意力被引导到他们的行为，而不是任何内在的感觉上。让人们注意到其他人在类似的情况下是如何克服他们的冲动的，这可能也是有用的。

案例 6. 例外

治疗师建议来访者完成以下家庭作业：注意她所患恐慌症的所有例外情况。什么时候伴随而来的恐慌和逃避没有显现出来（以同样的程度）？她什么时候成功地继续做她正在做的事情，尽管恐慌在她耳边低语？她什么时候能成功地减少恐慌（哪怕只有一点点）？她什么时候成功地阻止了恐慌症的发作？

故事 11. 闪光点

这个故事是关于 Jerry Sternin 的，他在 20 世纪 90 年代为"救助儿童会"工作。越南政府邀请该组织帮助解决由重大问题造成的儿童营养不良问题，这些问题包括：贫困、无知、卫生条件差和缺乏清洁水。Sternin 认为，所有这些问题都是真实但无用（True But Useless）的。数以百万计的孩子们不能等待这些问题的解决，而他却无法与这些问题作斗争。Sternin 决定做另一件事：他来到农村，与当地的母亲们见面。他们去给村里的每个孩子称体重。结果是令人惊讶的。他们发现有些孩子比其他人更高大、更健康（例外）。Sternin 寻找"闪光点"：在使用相同资源的情况下，有些人的行为比他们的邻居创造了更好的结果。符合闪光点的母亲们在一天中给孩子喂食更多次（使用相同数量的食物，少食多餐）。健康的孩子被积极地喂养，而不健康的孩子则自己吃。符合闪光点的母亲从稻田里收集虾和螃蟹（被认为是成人食品）和红薯叶（被认为是低级食品），并将它们与米饭混合，使饭菜更有营养。

Sternin 确定解决方案是"本土化"的。他邀请母亲们尝试新的行为，并传播到其他村庄。方案非常成功：在接下来的六个月里，65%的孩子发育得更好并且保持了这种状态，该项目惠及 265 个村庄的 220 万越南人民。

值得注意的是，Sternin 不是专家，开始的时候他也没有答案。但他坚信，找到例外——闪光点——是很有用的（Heath & Heath, 2010）。

量尺问句

通过量尺问句，治疗师帮助来访者表达对自己经历的复杂、直观的观察，以及对未来可能性的估计。量尺问句请来访者将他们的观察、印象和预测放在 10—0 量尺中。

在 SF 语言中，量尺问句有不同的用法。治疗师大多使用从 0 到 10 的量尺，有时使用从 1 到 10 的量尺——后者可能是因为来访者去看治疗师的事实已经表明了一些改善。我的临床印象是，如果使用从 10 到 0 的量尺，而不是从 0 到 10 的量尺，来访者会给出更高的评分，这提高了他们的自我认知。

我选择先问 SF 四个基本问句中的第三个问句"什么是有用的？"和"还有什么？"然后再要求来访者在量尺上给出一个评

级——这与 SFBT 的标准做法相反，根据 SFBT 的标准，一个人要先评级，然后询问评级意味着什么。根据我的经验，如果来访者首先被问及什么是有用的（以及其他什么是有用的），他们会给出更高的评价。这与**认知失调**有关：如果来访者在量尺问句上给出了较低的评分，他们就不会进一步寻找有效的方法。

量尺问句关注的是进度、动机、希望或信心。在会谈结束时，当治疗师寻找例外情况或讨论奇迹／目标时，可以问这些问句。量尺问句可能以这样的场景开始："如果奇迹（或对理想未来的另一种描述）成真时是 10 分，而事情最糟糕的时刻（或你预约治疗的时候）是 0 分，你希望治疗结束时能达到几分？"大多数来访者会说 7 或 8 分。"到那时会有什么不同？""还有什么不同？""你现在在量尺上的哪个位置？""你是如何成功地达到那个位置的（它怎么不会更低）？""再高一点会是什么样子？""你会有什么不同的做法？""你怎样才能提高一分呢？""什么事或谁能帮上忙？""你认为什么时候可以停止治疗？"

其他量尺问句可能是"在 10 到 0 的范围内，10 表示你很好地处理了这种情况，0 表示你根本无法处理这种情况，你想要达到什么程度？"再加上后续的量尺问句。或者"在你的生活中，你／别人会注意到一件怎样的与众不同的小事，让你／他们知道，你在恢复的道路上向前迈出了一步？"

案例 7. 量尺问句

例如："这是一种不同类型的问句，叫作量尺问句，有从 10 到 0 的等级。假设 10 代表当你最期待的情况实现时，你的生活会是怎样的；0 则相反（见表 6.1）。你希望自己处在量尺的什么位置？到达这个位置后，你的生活将会有什么不同？你会做些什么不同的事情？你现在处于量尺的什么位置？你是怎么做到没有让分数低于现在这个分数的呢？你还做了什么？分数再高一分会是什么样子？有一点进展的迹象是什么？你 / 别人怎么知道你的分数高了一分？你会做些什么不同的事情？谁或什么能帮助你达到更高的分数？"

表 6.1　量尺问句

10	最期待的状况都实现了
X	现实的目标
$Y+1$	一小步的进展，或分数提高了一分
Y	现状，"你是怎么达到这个分数的？为什么分数没有比现在更低呢？你做了什么？这个分数对你来说意味着什么？谁会同意？你还做了什么？"
0	和最期待的情况相反

量尺问句也经常被用于以问题为中心的疗法，但相应的量表是关于问题的：抑郁量表、焦虑量表，或 EMDR 中的 SUD（主观痛苦感觉单位）量表。在这些量表中，最高点是问题最严

重的地方，0 点是问题不存在的地方。然而，如前几章所示，没有问题并不说明存在积极的感觉、思想或行为。在 SFBT 中，中性量尺取代了焦虑量表或压力量表，其中 10 代表完全放松，0 代表相反的情况。

故事 12. 洗车

一家洗车店开展了一项会员卡促销活动。一种情况是，顾客每洗一次车，他们的会员卡就会被盖上印章，当他们有 8 个印章时，就可以免费洗一次车。另一种情况是，顾客需要收集 10 个印章（而不是 8 个）才能免费洗车一次，但当他们得到会员卡时，两个印章已经被预先加盖上了。

目标是一样的：购买 8 次洗车服务，然后获得奖励；但心理感受是不同的：在一种情况下，你已经完成了目标的 20%，而在另一种情况下，你是从零开始的。几个月后，前一种情况下，19% 的顾客获得了免费洗车，而后一组情况下，34% 的顾客获得奖励（且获得奖励的速度更快）（Cialdini，1984）。

因此，人们发现，在较长的旅程中完成其中一部分任务，比在较短旅程中从起点开始，让人更有动力。激励行动就是让人们感觉他们比自己想象的更接近终点线。这就是为什么 SF 治疗师总

是问："你是怎么做到没有让分数比现在这个评分更低的？"这

是在为来访者的洗车卡预先盖上一些印章。

抑郁症往往伴随着焦虑，其特点是对自己、自己的生活经历

（以及整个世界）和未来持消极的看法。本套书的抑郁分册聚焦于

如何发展对自己的积极看法。

本章的 SF 问句

68. "还有什么？还有什么？"

69. "你什么时候处于最佳状态？那是什么样子的？"

70. "从 10 到 0，你经历过的最高分是多少？那是什么样子的？"

71. "你在什么时候会看到，你所期待的不同之处闪现在生活中？你上

　　次注意到它是什么时候？它是什么样的？当时有什么不同？"

72. "在什么时候，问题不那么严重了？"或"在什么时候，问题会短

　　暂地不存在？"或"在什么时候，你能更好一点地应对这个问题？"

73. "你是怎么做的？"或"你是如何决定要那样做的？"或"你是如

　　何做到的？"

74. "如果奇迹（或对期待未来的另一种描述）成真时是 10 分，而事

情最糟糕的时刻（或你预约治疗的时候）是 0 分，你希望治疗结束时能达到几分？"

75. "在你的生活中，你 / 别人会注意到一件怎样的与众不同的小事，让你 / 他们知道，你在恢复的道路上向前迈进了一步？"

76. "如果 10 代表当你最期待的情况实现时，你的生活会是怎样的；0 代表你预约见我时的糟糕情况。在这次治疗结束时，你希望处于量尺的什么位置？那时你的生活会有什么不同？你现在处于量尺的什么位置？你是怎么做到没有让分数低于现在这个分数的？分数再高一分会是什么样子？你 / 别人怎么知道你的分数高了一分？你会做些什么不同的事情？谁或什么能帮助你达到更高的分数？"

　　在下一章，我们将看到在后续会谈过程中，如何聚焦于向前迈出的每一小步。采取"一小步"意味着低门槛、低风险和更大的成功机会，而且往往会产生滚雪球效应，带来更大的变化。

第七章
推动进步

概　述

在后续会谈中，来访者和治疗师探讨有哪些进步，重点是向前迈出的每一小步。当问题很大且难以应对时，小步前行（baby steps）甚至比大步更有力。小步前行具有以下优点：门槛低、风险低、成功机会大，以及可能带来滚雪球效应，从而实现更大的变化。

治疗师也可以邀请来访者将他们的负面故事改写为更有帮助和同情心的故事，或使用积极的意象来取得进展（参见本套书的抑郁分册和创伤分册）。家庭作业（homework suggestions）旨在引导来访者关注其生活中最有助于实现目标的方面，以期促成进一步的进展。

后续会谈

"（自我们上次见面以来）有什么变得更好了？"是后续会谈的宝贵开场白，即使是对于那些已经会谈过很多次的来访者。请来访者详细描述哪些地方变得更好，给予表扬，并强调来访者的努力。在会谈结束时，询问来访者是否认为有必要预约下一次会谈，如果需要，他们觉得什么时间合适。事实上，在许多情况下，来访者认为没有必要再来，或者他们将时间间隔安排得比其他方式的心理治疗更长。

De Shazer（1994）认为，后续会谈的目标是询问两次会谈之间发生了什么，以便来访者能够看到一些进展。如果你仔细观察，你（几乎）总能找到进步。另一个目标是观察来访者是否认为治疗师和来访者在前一次会谈中所做的事情是有用的，并让他们感觉到情况有所好转。后续会谈也有助于帮助来访者了解他们正在做什么，或者发生了什么导致了进步，以便他们知道应该继续做什么。后续会谈的目标还在于帮助来访者确定事情是否进展得很顺利，而不再需要进一步的会谈了；并确保治疗师和来访者不会做更多不起作用的事情，而是去寻求新的方法。

SFBT 没有会谈次数的限制。当来访者达到目标（在一定程度上）时，会谈结束。在第二次会谈之后，会谈的时间间隔通常会增加。第一次和第二次会谈之间通常会间隔一周的时间（但如果来访者愿意的话，时间可以更长或更短）。传统的心理治疗通常每周或每两周安排一次或多次会谈。在 SFBT 中，每次会谈都根据以下内容进行调整：

- 完成家庭作业所需的时间
- 来访者对解决方案的信心增加的情况／状态
- 来访者对治疗的依赖减少的情况／状态
- 来访者对治疗的负责程度

一些家庭作业需要花费更多的时间来完成，或者会为来访者带来有意义的改变。将会谈间隔开来，可以让来访者对解决方案的构建有更长远的看法，并正确对待挫折。从两周到三周或六周的较长时间间隔也会让来访者增强信心，因为一些来访者认为改变取决于治疗，他们的治疗师应对改变负责。会谈间隔由来访者决定，而不是由治疗师决定；治疗师会问："你认为安排下一次会谈有用吗？如果有用，你想什么时候再来？"

评估进展

变化一直在发生，治疗师的作用是找到有用的改变并放大它。

治疗师和来访者如何知道他们正在朝着正确的方向前进？监测进展是至关重要的，可以提高成功的机会（Duncan，2005，p.183）。"你真的不需要完美的方法，你需要知道你的计划是否有效，如果没有，如何快速调整你的策略，以最大限度地提高改进的可能性。"如果在治疗刚开始的时候，来访者看不到进展，会大大降低来访者实现目标的可能性。如果到第三次会谈时还没有改善，后续治疗过程中也很难再有进展了。此外，尽管治疗时间可以很长，但如果直到第六次会谈，来访者还觉得治疗没有帮助的话，继续治疗也不会有什么收获。要预测治疗是否成功，比起诊断和治疗流派，更重要的是了解治疗的实际起效情况。在治疗结束时，如果治疗师知道治疗没有进展，那么来访者的情况会比治疗师没有收到这些信息的情况中的 65% 的来访者要好。治疗师能够获取进展信息，则来访者在治疗过程中病情恶化的可能性较小，并且得到显著临床变化的可能性会成倍增加。

开场问句"什么变得更好了？"表明已经取得了一些进展，人们只需要关注什么更好了。这个问题不同于"有什么变得更好了的吗？""进展顺利吗？""你过得怎么样？"或"自上次会谈以来情况如何？"来访者通常会惊讶地回答这个问题。有时来访者最初的反应是说"没什么"，因为这是他们的思维方式，他们没有考虑过更好的事情。在这种情况下，治疗师的问句围绕着最近发生的事情，并寻找问题不存在或问题不那么严重的情况。

　　SF 治疗师的假设是，如果人们去寻找例外情况，他们总能找到。SF 治疗师问的问题不是**是否**有例外发生，而是**何时**有例外情况。除了"什么变得更好了？"这种问法外，治疗师还可以问"有什么变得不同了？"或"有哪些你觉得还不错的地方？"治疗师还可以问第二章中提出的四个 SF 基本问句。

　　De Jong 和 Berg（2002）开发了 EARS 技术，以定义后续会谈中的活动。E（eliciting）代表启发（引出关于进展和例外的故事）。A（amplifying）代表扩展，请来访者描述例外发生的时刻与问题时刻之间的差异，治疗师和来访者一起探索例外是如何发生的，特别是来访者在其中扮演了什么角色。R（reinforcing）代表强化，治疗师通过对这些例外情况的探索和对来访者的赞美，来强化来访者取得的进步和引发例外的因素。S（start again）代表重复："还有什么变得更好了？"

　　来访者可能会提供四种**不同的回应模式**来回答"什么变得更好了？"来访者家庭作业做得如何以及家庭作业是否适合他们，这决定了治疗师应该继续走相同的道路还是应该做其他事情。治疗师应始终根据与每位来访者的联盟调整他们关于问题和家庭作业的建议（见第四章）。重要的是要记住，无论来访者多么悲观或怀疑，他们都希望自己的问题得到解决。因此，仔细倾听并观察来访者希望**如何**改变是很重要的。在后续会谈中，至关重要的是优化联盟，保持已经取得的进展，并在其基础上再接再厉。此外，治疗师需要验证作业是否有用，并且要及时发现任何可能的退步。来访者的四种回应模式是：①情况好一些；②我们的意见不一致（如果有多个来访者）；③没什么变化；④情况更糟了。好消息是，对于所有这四种回应，SF 都有应对策略（Banlink，2010a，2010c，2014a，2014b）。

案例 8. 没有变好

"没有变好"是来访者对进展问句的回答。治疗师邀请来访者首先告诉她过去一周最糟糕的时刻。在承认这一困难时刻后，治疗师转而询问例外情况："所以在其他的时刻，情况肯定要好一些。请告诉我更多关于这些时刻的信息。在这些时刻，有什么变得更好了？你做了什么让这些时刻发生？"

故事 13. 积极的差异

一个男孩正在捡东西并把它扔到海里。一个男人走过去问他："你在干什么？"男孩回答："我正在拯救搁浅在海滩上的海星。

潮水正在退去，如果我不把它们扔回去，它们就会死掉。"这名男子注意到那里有好几公里长的海滩和成千上万的海星。他看了看海滩，然后又看了看男孩，说："嗯，你也改变不了什么，是吧？"

小男孩又捡起一只海星，把它扔回海里。然后，抬起头来，微笑着说："我改变了这一只！"

在改变重复模式方面，O'Hanlon（1999）指出，许多心理治疗师认为需要数年才能做出重大改变，尤其是在严重、长期存在的问题上，但 SF 方法表明，人们可以迅速做出改变。SFBT 关注当前和未来，并鼓励来访者采取行动，改变他们的观点。过去很重要，因为它影响了我们，并把我们带到了今天，但让它决定我们的未来是一个错误。相反，SFBT 承认过去，然后继续去改变。O'Hanlon 为来访者提供了三个方法，以打破重复的问题模式。

方法 1：**改变应对问题的方式**。要解决问题或改变不顺利的事情，可以改变你在这种情况下经常重复的行为的任何部分：做一些不同的事情。例如，当你感到焦虑时，与其待在家里，不如到外面找人聊聊天。

方法 2：**运用悖论**。与问题共处，或者让问题变得更糟（更严重或更频繁），或者故意让问题发生。不再试图解决问题或使情况变得更好。这对失眠、焦虑、恐惧、惊恐和性问题等情绪或身体问题最有效。例如，当你感到焦虑时，与其回避这种情况，不如使用正念练习的方式，看着焦虑来来去去。

方法 3：**将新行动与问题模式相关联**。每当你遇到问题时，找一些你能做的且对你有益的事情去做。找一些你认为应该做的，但总是回避或推迟的事情去做。每当你觉得问题模式又要出现时，就做一些对你有好处但是你平时不愿做的事情。如果你无法做到这一点，请在问题模式出现之后，用相同的时间去做你回避的事。通过将问题与不愉快的事情联系起来，使其成为一种折磨。每次出现问题时，都会增加一些新的，通常是累赘的东西。例如，如果你喝了太多酒，第二天就要做额外的健身运动。

如果来访者抱怨另一个人，并声称自己尝试了所有方法，依然可以建议他做一些不同的事情，也就是那些与以前所做的、无效的事情不同的事情（参见故事 14）。

故事 14. 做一些不同的事情

一名 10 岁男孩因在学校附近徘徊而被捕。他闯进学校来拿他忘记带走的作业。警察用尽办法想让男孩开口说清楚为什么闯入学校，可是男孩咬紧牙关一字不说。最后警察也闭上嘴，坐在那里一言不发，男孩实在扛不住这样的压力，终于开口了。他说，是因为害怕成绩不及格，他才破门而入取回作业的（De Shazer, 1991）。

来访者应该**对杏仁核低语**（让自己慢下来和安静下来）。我们希望来访者能够意识到他们的杏仁核激活，并会说"别担心，一切都会好的"。如果身体特征、创伤经历或负面依恋引发了不适应的情绪调节，从而限制了人们发挥情绪弹性和行为灵活性，那么杏仁核就会激活。大脑新皮质可以克服这些反应，并使杏仁核的深层结构进入更可被容忍的唤醒水平。这可以通过一些"自我对话"策略来完成。在这些策略中，图像或内部对话会被激活。随着时间的推移和不断练习，这些反应的频率和强度会显著降低，恢复速度也会提高（见案例9）。

案例 9. 害怕狗

Siegel（1999）描述了一位来访者，他害怕狗，因为他被狗咬伤，失去了部分左耳，手臂和胸部受了重伤。对他来说，告诉他恐惧反应的本质及其背后的神经回路是一种解脱，治疗师提供了放松技巧，引导他想象出一只狗的图像，让他在心里反复触碰这只狗。

尽管如此，他对狗仍有惊吓反应，因此使用了**认知超越策略**。他学会了承认杏仁核对现在的狗的反应和过去的创伤（初始唤醒机制）的相关性。他会对自己说："我知道你（杏仁核）在试图保护我，你认为这是一件危险的事情。"（具体的评估阶段）接下来，他说了最终他给孩子买了一只狗的原因："我不需要把这种恐慌的感觉当作是应该恐惧或焦虑的东西。"然后，他会想象自己的杏仁核松了一口气，因为它履行了警告的职责，厄运感消散了。在进行了几周的"内部超越讨论"的演练之后，他觉得已经准备好继续购买宠物了。六个月后，他和他的家人与家中新添的宠物相处得很好。

近 50% 的被诊断患有焦虑症的来访者也符合抑郁障碍的标准（见第一章）。**感恩**可以抵消抑郁，因为它会让来访者的注意力从世界上和生活中不好的方面转向好的方面。感恩的概念不仅仅是人际间对他人帮助的感激，而是一种更宽泛的生活取向的一部分，即关注和欣赏积极的事物。这种生活取向不同于其他情绪，如乐观、希望和信任。虽然这些可能涉及生活取向，但它们的特点并不是关注和欣赏生活中的积极一面。例如，乐观主义代表着对未来结果抱有积极期望的生活取向；希望包含了这种积极的生活取向，也包含寻找方法去实现这些期待的意愿。

感恩与幸福感密切相关（Wood，Froh，& Geraghty，2010）。由于感恩水平的高低在理解幸福感方面具有强大的解释力，以及通过简单练习来培养感恩就能提升幸福感，因此在临床上通过干预来提高感恩水平的做法是大有前途的（见本套书的抑郁分册）。

关于感恩的研究（Seligman，2002）表明：

- 表达感恩对幸福水平有短期（几周）的积极影响（最多增加25%）。那些常常感恩或习惯性地感恩的人比那些不习惯感恩的人更幸福。

- 每周记录他们所感恩的事情的人，与那些只记录不满的事或被要求记录一周中发生的所有事件的人相比，他们的幸福水平高25%。

- 让被评估为严重抑郁的人在15天中回忆并写下每天发生的三件好事。来访者们被邀请每晚留出10分钟，写下当天进展顺利的三件事以及为什么进展顺利。在这段时间里，94%的人从重度抑郁转为轻度或中度抑郁。

故事 15. 驶离安全港

Mark Twain 说："二十年后，与你做过的事情相比，没有做过的事更让人失望。所以，解开帆索，扬帆驶离安全的港湾。逐

风而行。去探索。去追梦。去发现。"（Burns Duncan，& Ward，
2001）

练习 19. 安全地点

邀请来访者想象一个安全的地方。这是减轻压力和焦虑的绝佳方法。让他们选择一个他们曾经去过的地方，或者一个他们幻想出来的虚构的地方，一个可以唤起和平、安宁、静谧、平安和安全感的地方。比如他们自己的床、幻想中无人打扰的小岛，或是银行里的保险库。

让他们每天抽出几分钟时间，尽可能与这个安全的地方保持连接。让他们想一想他们喜欢的所有细节，以及他们的感受。来访者可以睁着眼睛或闭着眼睛做这项练习，来访者可以说出他们的安全地点，也可以把它作为秘密只放在心里。

练习 20. 放松练习

邀请来访者用一种能唤起平静感的图像来代替压力。这种白日梦在色彩、视觉、声音和触觉方面越是逼真，他们就越会感到放松。让来访者想象一个安宁祥和的情景或梦境。这可能是他最喜欢的

一个度假胜地、一个梦幻岛、一个市中心的顶层公寓，或者一些可以触摸的东西，比如最喜欢的毛衣或毛茸茸的动物。

练习 21. 慈悲冥想

邀请来访者找到一个他们可以舒适地坐着而不会被打扰的地方。让他们把手轻轻放在膝盖上，掌心向上，闭上眼睛，做几次深呼吸。对他们说："顺其自然，继续观察你的呼吸。把注意力放在此时此地，关注你的呼吸。觉察你的想法，不要试图改变它，让它自然地发生；想法既然来了，就让它在那里，如果想法消失了，就观察它是如何消失的。"

正念练习可以用于培养仁爱之心。邀请来访者首先觉察一个让他们感到温暖和同情的人（或动物）。一旦这种感觉占据了上风，在他们身上产生了积极情感，请他们轻轻放下这个形象，简单地保持这种感觉。然后让他们把这种感觉延伸到自己身上，像珍惜自己的新生儿一样深切而纯粹地珍惜自己。接下来，让他们向其他人表达他们的热情和同情。首先是向他们熟悉的人，然后逐渐向其他朋友和家人，然后向所有与他们有联系的人，甚至是距离很远的人。最后，请他们向地球上的所有人和生物表达他们的爱和善意："愿他们都幸福。"（Fredrickson，2009）

有同情心的人对自己很宽容。在本套书的抑郁和创伤分册中描述了更多关于自我同情的细节以及增强自我同情的 SF 问句和练习。

案例 10. 枕头、豹子和天使

在荷兰有一首儿歌，讲的是一个商店（Winkel van Sinkel），在那里你可以买到任何你想要的东西。你可以买一磅勇气、一头保护你免受危险的狮子，或者一个在你说"是"或"否"之前会为你权衡利弊的天平。邀请来访者进入这家商店，四处看看，选择一件或几件可能有助于他们实现目标的东西。一切都是免费的，如果不适合，他们可以退货和更换任何物品。这家店的特别之处在于，顾客可以留下他们自己不再需要，但也许其他人可能会觉得有用的东西，比如一个装着完美主义的包。邀请来访者使用他们新买的东西，并观察这些东西如何帮助他们前进。

一个来访者对考试感到非常焦虑。因为这种恐惧影响了她的事业，她想得到一些帮助。治疗师建议她想象自己去拜访 Winkel van Sinkel 商店。她环顾四周后，选择了三件物品：一个漂亮的白色刺绣枕头，她可以将疲惫的头枕在上面；一只黑豹，它会先进入可怕的考试森林；还有一个小天使坐在她的右肩上赞美她（她没有选会坐在她左肩上，总是批评她的小恶魔）。她没有在店里留下任何东西。回到家，她在枕头、黑豹和天使的帮助下练习如何考试。后来，她带着三个想象中的东西参加考试，并成功通过了考试。

练习 22. 为自己设计美好的一天

邀请来访者为自己设计美好的一天。让他们计划当天要做的令人愉快的事情，他们将在哪里，与谁一起。让他们用自己的优势和才能设计美好的一天或美好的半天。例如，如果他们的主要优势之一是好奇心和对学习的热爱，那么他们的一天可能包括参观博物馆或看书。在这美好的一天，请他们用心体验并运用正念来增强这些快乐。运用这个练习的原理，还可以为情侣专门设计**一场优势约会**，在约会中安排一些能够发挥双方优点的活动。

关于家庭作业的建议

许多流派的心理治疗都认为家庭作业很重要。然而，De Shazer（1985）指出，当来访者不做家庭作业时，他可以得到同样多的信息。他发现，把不做作业当作来访者的行为模式来接受（而不是作为一种阻抗的迹象，见第五章），可以让他与来访者建立合作关系，这种关系中不包含家庭作业。这让他感到震惊，因为他原本认为家庭作业是实现行为改变的必要条件。

然而，在每一次会谈结束时，治疗师可能会向来访者提供关于家庭作业的建议，旨在引导他们关注他们的经验和情况中最有助于实现目标的方面。

消费型来访者可能会被观察和得到行为建议（建议他们切实地做一些不同的事情）。对这些来访者来说，治疗通常是锦上添花，同时这也会给予治疗师关于自我胜任力的积极强化。

对于访客型来访者，治疗师则不会给出任何作业建议。毕竟，来访者的问题还没有被界定清楚，也没有任何关于目标或相关例外的讨论。治疗师了解并认同来访者的世界观，赞扬他们的优势和资源以及来到治疗室的行动。治疗师会建议再约一次会谈，继续与来访者探讨到底什么才是对他们最好的选择。

对待抱怨型来访者，治疗师只需给出观察性作业建议。对于无法说出例外情况或目标的来访者，治疗师可以参考以下建议：

- "注意生活中发生的哪些事情会让你觉得问题是可以解决的。"

- "请思考一下，通过会谈你希望有哪些收获？"

- "请留心生活中那些你愿意让其保持现状的好事。"或"请留心生活中那些你希望可以继续发生的事情。"

- "请注意观察你生活中的那些积极时刻。"

- "请留意那些事情有好转的时刻。"

- 如果治疗中使用了量尺问句："注意观察，当分数提高时，你和／或（重要的）其他人都做了什么不一样的事情。"

- "请留意是什么给了你解决问题的希望。"

布置观察性作业意味着例外情况可能会再次发生，并有助于让来访者感到更有希望。这些作业建议还表明，在来访者自己的经验范围内是可以找到有用信息的。

当来访者对改变犹豫不决时，治疗师应该建议他们进行观察而不是采取行动。一想到要**做**些什么，来访者可能会觉得步子太大；而如果仅仅是一项**观察**任务，则似乎没有那么可怕。由于来访者没有要做出改变的压力，他们可能更容易观察到自己已经做了什么，因此，他们可能会发现更多的例外。如果来访者还不知道他们可能会采取哪一步，那么**观察例外**的建议是很有用的：

- "观察什么时候情况稍微好一点，以及你为实现这一点做了什么。"
- "观察问题严重程度较轻的情况，哪怕只是轻一点点。"
- "观察问题出现时，你处理得稍微好一点的情形是怎样的。"

De Shazer（1988）有时会添加预测性元素。如果有异常，预测性任务会提示例外会再次发生，甚至可能比来访者想象的还要快。如果来访者预测会有更好的一天，他们就会更倾向于寻找确认的迹象（积极的自我实现预言）。对于那些能够描述出生活中自发的例外情况的抱怨型来访者，治疗师可能会布置下面这样的预测性任务（参见练习 23）。

练习 23. 预测性任务建议

邀请来访者：

- 预测明天会是什么样子，然后无论预测是否成功，明天晚上都要想想为什么会是这样，然后对第二天做出一个新的预测。

● 找出是什么导致了预测实现或不实现。

案例 11. 首次会谈的公式化任务

在第一次会谈结束时，治疗师可能会给来访者布置一个首次会谈的公式化任务："从现在到下次见面，我希望你观察你生活中有哪些事情，是你希望继续发生的。"这种干预将治疗定义为处理现在和未来，而不是过去。治疗师期望发生一些有价值的事情，而这往往与来访者预期会发生的事情相反。这一建议让来访者知道，治疗师相信会发生变化。这对来访者来说是一项容易合作的任务，因为不需要额外做什么，只是观察就可以了。这是来访者无论如何都会做的事情，这一建议引导了他们观察的重点。

那些认为情况变得更糟的来访者往往经历着长期的失败，或者多年来一直与重大问题斗争。如果治疗师过于乐观，就无法帮助他们。这些来访者通常需要大量的空间来讲述与问题有关的故事，包括与之前治疗师的某些（负面）经历。SF 邀请那些认为情况更糟的来访者思考：

● "在这种情况下，我该如何继续下去？"

- "为什么我现在还没有放弃？"

- "为什么事情没有比现在更糟？"

- "哪怕有一点点改变，我能做的最小的行动是什么？"

- "别人能为我做什么？"

- "我还记得的曾经有帮助的事，现在可以再试一次吗？"

- "最能帮助我打起精神面对困难的是什么？"

本套书的抑郁分册描述了更多与悲观来访者合作的策略，其中第四章有关于预测下一次危机以及如何应对自杀念头的建议。

将悲观的来访者置于专家的位置，并作为顾问询问他们治疗应该是什么样的，这是很有用的。针对**专家型来访者**的 SF 问句包括：

- "你以前的治疗师错过了什么？"

- "在以前的治疗中，你觉得最不愉快的是什么？"

- "我怎样才能更好地帮到你？"

- "你理想中的治疗师具备哪些素质，他 / 她会做什么？"

- "你理想中的治疗师会问你什么问题？你认为他 / 她采取什么样的思路是最好的？"

- "如果我遇到另一个与你处境相同的来访者，你会给我什么建议，让我能帮到他？"

- "你能想到什么样的问句，让我可以最大限度地帮到你？"

案例 12. 假装感觉不一样

来访者得到以下家庭作业建议：在一周的奇数天，要假装感觉不一样，看看那一天发生了什么；而在偶数天，就像平时一样。跟来访者说，也许不会在奇数天感觉有什么不同，但是，他可以做一些不同的事或用不同方式思考。在后续会谈中，治疗师要问来访者注意到了哪些不同之处。

还有一种情况是，如果治疗中问到了奇迹问句（见第五章），就可以邀请来访者假装奇迹已经发生。请来访者选择一周中的一天或半天，假装奇迹已经发生，并注意自己的情绪和行为的差异，以及其他人的反应。还有一种情况是，让伴侣治疗中的伴侣或家庭治疗中的每个成员每周都有一天假装自己的奇迹已经发生，而不告诉其他人是哪一天，然后每个人都要猜测其他人是在哪天（半天）假装奇迹发生的。

练习 24. 最坏的情况

如果非常悲观的来访者正在预想让他感到害怕的一次拜访或一个假期，请来访者假装成导演，而他的家人们就是演员，本色出演他们自己（通常是让来访者或其他人发疯的人），这个导演的任务就是让演员们说出台词，把他们日常令人发疯的行为表演到极致。

或者邀请来访者在拜访 / 度假之前想象一些最坏的情况，并和实际情况进行比较，看看两种情况是否接近（大多数情况下都不接近）。

本章的 SF 问句

77."（自我们上次见面以来）有什么变得更好了？"或"有什么变得不同了？"或是"有哪些你觉得还不错的地方？""还有什么变得更好了？"

78."你认为安排下一次会谈有用吗？如果有用，你想什么时候再来？"

79."所以在其他的时刻，情况肯定要好一些。请告诉我更多关于这些时刻的信息。在这些时刻，有什么变得更好了？你做了什么让这些时刻发生？"

80."你以前的治疗师错过了什么？在以前的治疗中，你觉得最不愉快的是什么？我怎样才能更好地帮到你？"

81."你理想中的治疗师具备哪些素质，他 / 她会做什么？你理想中的治疗师会问你什么问题？你认为他 / 她采取什么样的思路是最好的？"

82."如果我遇到另一个与你处境相同的来访者，你会给我什么建议，让我能帮到他？"

　　在下一章中，我们将了解 SFBT 如何确保来访者坐在驾驶席上。他们决定何时结束治疗。我们用"行为维持"取代**预防复发**这一术语，并就如何处理僵局和失败给出建议。在治疗刚开始时，来访者可能已经被邀请思考如何庆祝成功、治疗结束或战胜焦虑了。

第八章

结束治疗

概　述

从治疗开始就讨论想要的未来会给人带来乐观和希望。由来访者决定他们是否需要继续会谈，以及何时结束治疗。SFBT关注取得的进步以及如何维持这些积极的变化，而不是预防复发。此外，书中还描述了四条导致僵局和失败的途径。在治疗刚开始时，治疗师会邀请来访者思考如何加速成功、结束治疗或战胜焦虑。

结束治疗

如果治疗师接受来访者以对问题的陈述来开启治疗，遵循同样的逻辑，治疗师也应该接受来访者以声明情况已经充分改善来作为结束治疗的理由（De Shazer，1991）。每一次会谈都可能被视为最后一次，有时仅一次会谈就足够了。

与传统的心理治疗相反，关于结束治疗的讨论从开始治疗时就开始了，这从目标制定的问句中可以明显地看出来："什么会让你知道你已经做得足够好，不需要再来这里了？"这样，治疗师希望引出的是来访者用积极的、具体的和可测量的词汇，对他认为的成功结果进行描述。对理想未来的详细描述是关键："你会做些什么不同的事情来让我知道，这就是你想要的状态？"治疗可以在什么时候结束也可以通过量尺问句来知晓："在10—0量尺上，你/重要他人/推荐人认为你应该达到多少分就不必再接受治疗了？"有时，治疗可以在一个比较低的分数上结束，因为来访者已经获得了足够的希望、信心和动力，这些可以助力他们朝着他们想要的目标前进，而不需要继续治疗。

行为维持

预防复发是治疗结束时的一项标准干预措施，但治疗师在谈论复发时的实际建议或预测是什么呢？当然，维持来之不易的变化并不容易，来访者必须非常努力并表现出愿意维持的决心。与其谈论复发和如何预防复发，不如谈论已经取得的进步以及如何维持这些积极的变化。按照这个思路，预防复发就变成了行为维持。

关注来访者（和其他人）在过去做了哪些有助于康复或预防的事情是有益的。治疗师可能会制订一个**康复计划**，特别是针对那些有严重精神问题的来访者，如有严重抑郁症或自杀念头的来访者。通常可以通过询问来访者在之前的一次急诊或住院治疗后恢复平静时发生了什么（见第四章）来获得信息。

练习 25. 维持积极变化的五十种方法

你还记得 Paul Simon 的歌曲《离开爱人的五十种方法》吗？对来访者来说，列清单通常是一项有趣且具有挑战性的任务：

- 想出要维持你所做的积极改变的 50 个理由。

- 想出 50 种方法来维持这些积极的变化。

- 想出维持这些积极变化的 50 个积极结果（对你自己 /
  重要他人来说）。

有关行为维持的 SF 问句是：

- "你是如何设法回到正常生活状态的？"

- "你是怎么找到勇气回归正常生活而不认输的？"

- "你怎么知道你有力量和勇气重回正常生活？"

- "你还有哪些特质可以帮助自己做到这一点？"

- "你能做些什么来确保维持这些积极的结果？"

- "在 10—0 量尺上，10 分表示非常有信心，0 分表示完全没信心，你现在有多少信心？"（加上后续的量尺问句。）

- "在 10—0 量尺上，10 分表示非常有动力，0 分表示完全没动力，你维持这些积极变化的动力有多大？"

- "如果有一天事情进展得不如现在好，你可以想起来这些会谈中的什么并加以使用呢？"

案例 13. 你是怎么成功地在那么久的时间里远离问题的？

在 SFBT 和药物的帮助下，来访者克服了之前的抑郁症状。一年后，她因为再次感到沮丧而要求再次预约治疗。当她开始谈论出了什么问题时，治疗师征询她同意后提出一个有点奇怪的问句："你是如何成功地在那么久的时间里远离问题的？"来访者很惊讶，她描述说，除了前两周，去年一年真的很好：她已经能够工作了，她和丈夫去了亚洲，她又在唱诗班唱歌了。通过讲述自己做得多么好，她变得开朗起来，感觉也已经好一些了。

治疗师称赞她及时预约，并在会谈结束时问她是否还需要继续会谈。来访者认为这一次会谈就足够了，并承诺在情况恶化时会再来。一年后，她发邮件说自己的状态很好。

僵局和失败

一般来说，经过治疗的来访者比 80% 的从未治疗过的来访者的情况要好（Duncan，Miller，Wampold，& Hubble，2010）。但脱落是一个严重的问题，尽管许多来访者从治疗中获益，但很多人还是没有。有时来访者回来说情况更糟了，或者什么都没有改变。这可能会让治疗师和来访者都感到沮丧，尤其是当每个人都很努力的时候。

来访者可能会因为不得不报告失败或挫折而感到尴尬或羞愧。下面将讨论**挽回面子**的重要性。此外，即使是经验丰富的临床医生似乎也不善于识别状态变差的来访者。Hannan 等人（2005）发现，尽管治疗师知道他们的研究目的，熟知结果测量，并被告知状态变差的基本概率大约是 8%，但他们准确预测的可能性只有 1/40 ！

Duncan、Hubble 和 Miller（1997）描述了四条通向无效治疗的路径。

第一条路径出现在**对无效治疗的预期**中。治疗师对无效治疗的预期可能会让他们歪曲新信息，以符合他们的预期。故事 16 描述了 Rosenhan 及其同事的著名实验（Rosenhan，1973）。

通向无效治疗的第二条路径是治疗师的**传统或惯例**。治疗师通常渴望用每位来访者来证实他们的理论，所以他们的理论往往被过度应用。还记得那个男人买了一把锤子，然后发现一切都需要钉钉子的故事吗？

来访者对自己的生活和问题有自己的理论。当他们的观点被治疗师的理论忽视或否定时，不服从或阻抗是一种可预知的结果。对治疗师来说，来访者开始以"无效"的方式观察、感受和行动；对来访者来说，治疗师给人的感觉是漠不关心或毫无兴趣的。这种治疗从一种帮助关系转变为一种没有赢家的文化冲突。

通往无效治疗的第三条路径是**坚持使用行不通的方法**。Watzlawick、Weakland 和 Fisch（1974）认为，无法解决的问题，即通常被称为"慢性"的问题，不能根据来访者的内在特征来充分解释。相反，他们得出的结论是，问题的顽固性或不可能解决性恰恰源于试图解决问题的努力。只需要满足两个条件就可将困难转化为问题：第一，对困难处理不当，尝试解决的方案不起作用；第二，当困难被证明难以解决时，就会使用更多的无效解决方案，使起初的困难更加困难，随着时间的推移，状况螺旋式恶化，最初的困难变得难度更大、影响更深，让人无法自拔。

很多治疗师会做同样的事情，他们有时相信，即使所有证据都表明他们的策略是无效的，但只要坚持，最终也会取得效果。所有的理论模型和策略都是有限的，当被反复应用时，就会出现局限性。Wampold（2001）发现，当第三次会谈后没有改善时，75% 的治疗失败。如果在第六次会谈后没有发现改善，则该百分比为 90%。Lambert 和 Ogles（2004）发现，当早期会谈进展甚微或没有进展时，应该提高治疗效率，尽可能缩短治疗的持续时间。治疗不应仅用于维持或留住来访者。只要来访者正在取得实质性的进展，并愿意继续治疗，那治疗就可以继续。

Piper 和他的同事（1999）发现，脱落可以通过治疗过程变量而不是来访者变量来预测。换句话说，只有会谈中发生的情况（而不是来访者是谁以及来访者来治疗的原因）才能预测来访者是否可以继续治疗。

通向无效治疗的第四条也是最后一条路径是，治疗师**忽视来访者的动机**。每一位来访者都有改变的动机。来访者可能不同意治疗师的想法和目标，但他们有自己的强烈动机。当治疗师误解或忽视来访者想要实现的目标，误解他们对改变所做的准备，或者追求个人动机时，治疗就会无效。研究表明，心理治疗的关键过程－结果是来访者在积极**联盟**中的参与质量（见第四章）。来访者来治疗不仅仅是为了坐在治疗师的办公室里，而是为了实现他们的目标，这一点必须得到理解、尊重，并将其积极地融入治疗当中。出于治疗师的理论优势、个人偏见，以及自以为对来访者有益的原因，减少或增加议题均会导致无效治疗。

治疗师**破解僵局**的 SF 问句和建议包括：

- "来访者想改变吗（例如，我与该来访者有消费型关系吗）？"
- "来访者的目标是什么？"
- "来访者是否只有目标而没有愿望？目标是否明确且在来访者可控制的范围内？"
- "我和来访者想要的是不是太多或太着急了？"如果是，就把改变定得小一点。
- "来访者不做家庭作业吗？"提供一些反馈让来访者思考，而不是给其一个行动导向的任务。
- "如果已经完成了以上所有步骤，我还需要做些什么不同的事情吗？"有时我们离树太近而看不到森林，可能无法识别来访者和我们之间的无效模式。团队或督导可能有助于提供一个更客观的参考框架。

故事 16. Rosenhan 实验

Rosenhan（1973）招募并培训了一组精神状况正常的同事来假扮精神病人，以获得在精神病院住院治疗的机会。为了获得承认，他们假装有幻听。临床医生将这些假扮的病人诊断为精神病患者，并让他们住院 7 至 52 天。在住院期间，这些假病人没有精神病的迹象，但最初的诊断仍然在那里。Rosenhan 还让我们看到，临床医生最初的期待如何成为确定的偏见。在一个例子中，工作人员基于一位假病人提供的真实经历，对照有关精神分裂症的常见理论观念，将其诊断为精神分裂症。

案例 14. 来访者变得更糟

来访者在变得更好之前会先变得更糟吗？当然不是！大量的临床知识都是围绕着这样一个观点建立起来的，即在好转之前，来访者会变得更糟。康复的道路很少是这样，而且这种说法预示着一个最终负性的结果。这种想法也让治疗师在某种程度上忽略来访者变糟的情况（Lambert & Ogles，2004）。

如果出现挫折，治疗师应该对其做正常化处理：进步通常意味着向前迈出三步，向后退一两步（如果放弃就太遗憾了，哪怕只是进步了一步）。治疗师也可能用积极的语言对挫折进行描述；毕竟，挫折提供了一个重新振作起来的机会。如果你摔倒在地上，至少你在朝着正确的方向前进（O'Hanlon，2000）。

通常不必纠结于复发的原因及其后果。通过接纳来访者，让来访者知道，治疗师理解复发对来访者来说有多么令人沮丧，这样才可以把治疗做好。随后，工作的要点是去探索来访者的资源，引导他们看到以前艰难的时候，他们是怎么想方设法回到正轨上来的。

来访者（或他们的治疗师）也可以以更轻松、更有趣的方式处理复发："我是怎么这么快就回到起点的？"这样马上就可以看到以前的方法错在哪里，并通常会让谈话变得轻松愉快。

在没有进展的情况下，Berg 和 Steiner（2003）会让治疗师问自己一些问题（见本套书的抑郁分册和创伤分册）。其他创建新开始的 SF 问句有：

- "现在我能问你的最好的问题是什么？"
- "如果我还可以问最后一个问题，你希望那会是什么问题呢？"

当来访者感到不知所措和陷入困境时，**保住面子**很重要。来访者通常认为他们的问题是不可能解决的，寻求帮助让他们看到了希望。同时，寻求帮助也可能意味着他们无法独自解决问题。需要治疗只是一个令人不快的提醒，提醒他们之前没有把自己的困难处理好。如果治疗师暗示当事人的观点是错误的，咨访关系就会恶化。一些同行声称的**阻抗**可能是来访者在试图挽回一部分自尊。有些案例变得无法进行下去是因为治疗没有给来访者挽回面子或维护尊严的机会。这就是 Erickson 提出"治疗艺术围绕着帮助来访者**优雅地摆脱症状**"时的想法。他意识到，来访者同时拥有改变的愿望和在改变危及个人尊严时保护自己的天性。

案例 15. 僵局

患有恐慌症的来访者说："我认为这种治疗不会有帮助，以前的治疗也没有效果。我制订了一个改变生活的计划，但我太害怕了，其中大部分的事情我实际上都不敢做。"（过于乐观的）治疗师忽略了这些话，开始使用暴露练习的治疗方案，不久治疗就陷入僵局。

治疗师本可以通过认可来访者的疑虑并使用量尺问句来评估来访者关于信心、希望和动机的疑虑："如果这个治疗对你有更多的帮助，你会有什么不同吗？"和"尽管你以前有过不好的经历，但你在哪里找到了重新开始治疗的勇气？"

庆祝成功

在治疗开始时，治疗师可能会问："当你实现目标时，你将如何庆祝你的成功？"或"你将怎样庆祝你战胜了焦虑／恐慌／担忧？"孩子和家人尤其会觉得这是一个令人愉快的开始方式。庆祝活动让来访者给自己一直在努力实现的目标画上句号。它鼓励人们继续下去，使每一次成功都更有价值。不一定要大规模地庆祝，来访者可以自己庆祝，也可以以与他人分享的方式庆祝——只要他们感觉良好，并能够享受自己的成就。关于如何庆祝的建议，详见本套书的抑郁分册。

本章的 SF 问句

83. "什么会让你知道你已经做得足够好，不再需要来这里了？"或"你会做些什么不同的事情来让我知道，这就是你想要的状态？"

84. "在 10—0 量尺上，你／重要他人／推荐人认为你应该达到多少分就不必再来接受治疗了？"

85. "你是如何设法回到正常生活状态的？""你是怎么找到勇气回归正常生活而不认输的？""你怎么知道你有力量和勇气重回正常生活？""你还有哪些特质可以帮助自己做到这一点？"

86. "你能做些什么来确保维持这些积极的成果？在 10—0 量尺上，

10 分表示非常有信心，0 分表示完全没有信心，你维持这些成果

的信心有多大？在 10—0 量尺上，10 分表示非常有动力，0 分表

示完全没动力，你维持这些积极变化的动力有多大？"

87. "如果有一天事情进展得不如现在好，你可以想起来这些会谈中的

什么并加以使用呢？"

88. "你是怎么成功地在那么久的时间里远离问题的？"

89. "现在我能问你的最好的问题是什么？""如果我还可以问最后一

个问题，你希望那会是什么问题呢？"

90. "如果这个治疗对你有更多的帮助，你会有什么不同吗？"和"尽

管你以前有过不好的经历，但你在哪里找到了重新开始治疗的

勇气？"

91. "当你实现目标时，你将如何庆祝你的成功？"或"你将怎样庆祝

你战胜了焦虑 / 恐慌 / 担忧？"

在下一章中，我们将看到治疗师如何通过问自己反思性问题来提高成功率。此外，来访者的反馈对于治疗取得满意效果和治疗师技能的发展至关重要。

第九章

反思与反馈

概　述

治疗师应该花时间反思他们对会谈的贡献，以便可以继续发挥自己的技能。此外，来自来访者的反馈非常重要，可以提高治疗师的成功率。邀请来访者提供反馈也能让来访者全方位地成为治疗中完全平等的合作伙伴。

对会谈的反思

强有力的研究证据显示，治疗师们的表现参差不齐，而且大多数治疗师很难判断来访者情况是否恶化，他们也不能很好地评判自己的表现。Sapyta、Riemer 和 Bickman（2005）曾让所有类型的治疗师对自己的工作表现从 A 到 F 进行评分。大约 66% 的人将自己评为 A 或 B。没有一个治疗师给自己的评价是低于平均水平的！如果你知道钟形曲线（正态分布曲线）的话，你就知道这根本不符合逻辑。

无论是治疗成功、停滞或者失败，治疗师都应该回顾他们的工作。这种反思可以单独进行，也可以和同伴们以朋辈督导的形式一起进行（Banlink，2014c）。治疗师的反思问句包括：

- "如果我重新进行本次会谈，我会做哪些同样的事情？我又会做哪些不同的事情？"
- "我的来访者会说我应该做哪些同样和 / 或不同的事情？"
- "这对他 / 她有什么影响？对我又有什么影响呢？"
- "假设我在未来与有类似问题的来访者进行会谈，我会再次使用哪些干预措施，哪些不会再用？"
- "这次治疗有哪些特别好的地方？"
- "我的来访者希望与我见面的时候能得到什么？"
- "我认为我的来访者对我的表现有多满意（从 10 分到 0 分）？他 / 她会说我是如何做到这一点的？如果再高出一分，对他 / 她来说会是怎么样的？"
- "我对自己的表现有多满意（从 10 分到 0 分）？我是如何做到这一点的？再提高一分会是什么样子？这对治疗有什么影响？"

- "我赞美了或是我能够赞美来访者的哪些优势、能力和特点？"
- "我的来访者可以利用哪些优势和能力来解决他／她带来的议题？"
- "我未能利用的优势和资源有哪些？"
- "现实中还有哪些资源可以帮助我的来访者？"
- "我在我的来访者身上看到了什么，就会知道他／她可以达成自己的目标？"

来访者的反馈

传统上，治疗的有效性是由提供治疗的一方来判断的。但事实上，作为治疗全程的合作者，来访者的感知和经验才是验证治疗有效性的依据。而治疗流派和治疗师的技术因素仅占结果方差的 15%；它们对于来访者可能有用，也可能没有用。因此，不必再过分强调治疗师的想法，而是应该把重点放在来访者的想法上。探索来访者想法的好处是：

- 它将来访者置于对话的中心位置；
- 它吸引了来访者的参与；

- 它确保了来访者对专业人员的积极体验；
- 它建构对话并指引改变的过程。

重要的是来访者：他们的资源、参与度、对咨访关系的评估以及对问题和解决方案的看法。治疗师的技术只有在来访者认为适宜且可信的情况下才有用。

询问**来访者反馈**的 SF 问句包括：

- "对于今天的会谈，你想给我什么反馈？"
- "今天的会谈对你最有用的是什么？"
- "你从这次会谈中获得了什么？"
- "你希望从这次会谈中获得而没得到的是什么？我们如何补救？"
- "今天你发现的自己最好或最有价值的事情是什么？"
- "这次会谈中有哪些收获可以用于你接下来的生活？"
- "这次会谈中有哪些收获可以帮助你在接下来的一周里去……？"
- "这次会谈中的哪些收获，会让你在下次会谈时告诉我情况变得更好了？"

治疗师询问来访者的反馈，也是邀请来访者在治疗的各个方面成为完全平等的合作伙伴。让来访者坐在司机的位置上，而不仅仅是公交车上的后排乘客，这才能让他们获得信心，相信未来会有积极的结果（Miller，Duncan，& Hubble，1997）。系统地评估患者对进步和健康的认知是很重要的，如此，治疗师才可以根据来访者的需求和特点进行有的放矢的治疗。

在传统的心理治疗中，进步是通过问题的减少来衡量的，通常是由治疗师决定何时停止治疗。"通常情况下，来访者也愿意接受'问题消失'就是'目标达成'，但这种'消失'永远无法被证实，因此，治疗师或来访者都无法知道是成功还是失败。"（De Shazer，1991，p.158）

因此，应以来访者想要的情形的增加来衡量进展情况。除了关于进步的**量尺问句**外，来访者可以在每次会谈结束时填写会谈评价表（SRS）。SRS 是一个反馈工具，它从三个方面考察产生改变的关系的质量：①联盟；②目标和议题；③流派或方法（贯彻落实）。SRS 是一种参与工具，它为来访者提供了评价空间。该量表旨在为改善治疗效果而开启一段对话。如果使用 SRS，则来访脱落率较低。

本章的 SF 问句

92. "对于今天的会谈，你想给我什么反馈？"或"今天的会谈对你最有用的是什么？"或"你从这次会谈中获得了什么？"

93."你希望从这次会谈中获得而没得到的是什么？我们如何补救？"

94."今天你发现的自己最好或最有价值的事情是什么？"

95."这次会谈中有哪些收获可以用于你接下来的生活？"或"这次会谈中有哪些收获可以帮助你在接下来的一周里去……？"或"这次会谈中的哪些收获，会让你在下次会谈时告诉我情况变得更好了？"

在下一章中，我们将关注来访者，他们的伴侣、孩子、家人和朋友，当然还有他们的治疗师的幸福感。

第十章
关注幸福感

概　述

通过让痛苦的人不那么痛苦来减少痛苦只是我们工作的一方面，另一方面是通过帮助来访者拥有蓬勃的生命状态来获得成功。因此，在关注精神疾病的基础上，还应增加对心理健康的关注。来访者的幸福感还涉及他们的伴侣、孩子、家庭成员和朋友。关注他们做对了什么、未来的可能性、过去的成功、他们的优势和资源，而不是他们自己及他们的关系哪里出问题了，让他们产生希望，帮助他们基于有效的、可能构成进步的东西继续前进。SFBT 还能促进治疗师的幸福感，降低职业倦怠的风险。对治疗师来说，治疗可能很有趣，也很有力量。

来访者的幸福感

我们改变事物的能力与我们以不同方式看待事物的能力有关。

这些对现实的看法和定义的转变，是解决方案建设的一部分，发生在关于新的和更好的生活和有用的例外的对话中。SF 治疗师不会赋予来访者力量，也不会为他们构建替代意义；只有来访者能为自己做这些。

心理治疗不应该只是来访者修复问题和弱点的地方，而首先应该是来访者建立解决方案和增强力量的地方。治疗的目的是提高来访者的幸福感，从而确保它能减少心理问题。

焦虑与人际关系

焦虑可能会引起不耐烦、猜疑、缺乏自信和普遍的不安全感。患有焦虑症的人可能会有一种不正常的需求，需要得到保证。过度的担心会使人失去幸福感，往往使人变得易怒和急躁；脾气暴躁的反应可能成为一种常态而非例外。患有焦虑症的人倾向于在他人的陪伴中寻求慰藉，而这可能并不总是能够被满足。此外，这种慰藉往往实际上加剧了焦虑。苛刻和黏人的天性必然会让伴侣和孩子们感到紧张，促使他们发生争吵和不和。

有一个与焦虑作斗争的伴侣或父母，可能是很难应对的。伴侣或子女可能会发现自己扮演着他们不想要的角色。他们可能会承担额外的责任，不得不避开某些引发其伴侣或父母焦虑的地方或活动。焦虑症患者的伴侣或子女可能会发现自己很生气、很沮丧、很伤心或很失望，因为他们对这段关系或家庭的梦想被焦虑症所限制。

焦虑和关系问题可能形成一个因果循环。焦虑可能导致关系问题，反之也是如此。家庭成员、子女和朋友的支持对于从焦虑症中恢复是必要的。如果症状被忽视，人际关系首当其冲，那么患有焦虑症的人就会发现更加难以应对焦虑了。

Bannink（2008，2009b，2010b）为有问题和冲突的夫妻提供了建议：

- 如果有争执，建议双方做一些其他的事情，最好是一些意想不到的事情，并注意它所带来的不同。
- 如果有争论，询问双方他们能达成的一致意见是什么。
- 如果有争论，问双方情况是否会更糟。如果是的话，为什么没有更糟？
- 如果有冲突，问他们另一方可以做什么来促使他们采取不同的态度。
- 如果有冲突，问双方他们发现了哪些小迹象，使他们对冲突的解决产生了希望。

- 如果有困难，请双方观察对方正在做什么来改善关系（作为家庭作业的建议）。

关系中的困难大多归因于沟通不畅。作为回应，治疗师将他们的努力集中在改善伴侣之间的沟通上，特别是关于问题和情绪的表达。虽然在研究文献中，有效的沟通与婚姻满意度有关，但Gordon、Baucom、Epstein、Burnett 和 Rankin（1999）提出了一个有时更有效的替代方法：**宽容**。特别是，当伴侣根据他们的沟通模式调整他们的期望时，治疗师可以帮助他们变得更加宽容（可能也更加容易宽恕）。例如，在那些想要更多情感和心理空间以及更少共同决策的夫妻中，避免讨论问题和分享情感与婚姻满意度和幸福感的关系较小。

此外，许多患有焦虑症的人并没有人际关系问题。与他人的关系可以抵消孤独的感觉，并帮助他们提升自尊。关系也可以给来访者一个帮助别人的途径。帮助他人可以减少失败的感觉或与他人隔绝的感觉。最后，在应对压力和焦虑时，关系往往是支持的来源。

如果需要进行**伴侣治疗**，伴侣往往带着破坏性和痛苦的互动历史而来，无法一起工作以实现强烈期望的改变。重要的是，不要通过关注夫妻双方做错了什么来延续这种失败感、不信任感、责备感和无望感。相反，将注意力转移到他们所做的正确的事情、未来的可能性、过去的成功，以及优势和资源上，会产生希望，并帮助夫妻在有效的、可能构成进步的东西的基础上发展。

Ziegler 和 Hiller（2001）发现，成功的最佳预测因素是：在早期，伴侣双方是否开始识别他们的个人和关系优势，并变得有动力一起努力，以实现双方期望的变化。如果夫妻双方变成了一个**解决问题的团队**，这些变化就会发生。当伴侣们看到自己作为一个解决问题的团队成员，为共同的目标而努力时，他们的希望、动力和做出改变的效率就会提高。当他们对未来感到更有希望时，他们就更有能力在治疗和日常工作中进行合作。

治疗开始于与双方建立一个积极的联盟。重要的是，要从更有可能是非自愿的那个人开始建立这种联盟。有时，夫妻一方被带去接受治疗是因为另一方希望他／她改变。

关于夫妻优势的 SF 问句是：

- "你的伴侣擅长什么？"
- "你欣赏你伴侣的什么？"
- "你对伴侣的哪些方面感到骄傲？"
- "你们的关系有什么积极意义？"
- "你们是如何认识的？他／她身上有什么吸引了你？"（蜜月谈话）

- "假设你明天醒来，你们的关系已经以某种方式转变为你在婚礼当天设想的样子，什么线索会首先让你注意到这种变化？"

来访者通过描述对方的优点来赞美对方的过程产生了希望和善意，这通常会使会谈的其余部分以更积极的语气进行。蜜月谈话（Elliot，2012）也是有用的，因为它将焦点从问题转移到关系中以前的成功上。

然后邀请双方描述他们在关系中想要什么不同。通过这种方式，来访者可以将关注点从过去的问题和挫折转移到更有成效和令人满意的事情上。"你想在你们的关系中看到什么不同？""如果对方朝着你希望的方向改变，你（们）会有什么不同？""你们两个人之间会有什么不同？""到时你会做什么不同的事？"

在伴侣治疗中，伴侣有时希望对方改变，这使他们处于抱怨的关系中（见第四章）。来访者经常谈论他们不想要的东西或他们想从生活中消除的东西。在互动的情况下，他们经常说到他们希望他们的伴侣**不要**做什么。他 / 她还是不知道对方希望发生什么。谈论来访者想要的东西可能会使对话向更积极的方向发展。

治疗师可以询问一些**例外情况**。"什么时候你们之间的关系变好了，哪怕只有一点点？"如果来访者找不到例外情况，请他们在会谈之间的时间里观察这些时刻。治疗师也可以使用量尺问句：

- "10 代表你们关系中可能出现的最好情况，0 代表可能出现的最坏情况。在从 10 到 0 的范围内，你希望最终达到什么程度（现实的目标是什么）？"
- "你现在在量尺的什么位置（为什么不是更低）？"
- "你怎么知道你在量尺上提高了一分？你们之间会有什么不同？你会做些什么不同的事情？"
- "达到哪个点，你认为治疗可以结束？"

练习 26. 适用于伴侣或家庭的作业

这是另一个家庭作业建议："这周你要观察至少两件你看到的对方为改善你们的关系所做的事情。不要讨论它们，把你的观察结果带到下次会谈。"这个建议的目的是让来访者开始观察积极的互动，而不是消极的互动，变得更加注意和愿意为他人做积极的事情（现在他们知道这将被观察和报告）。

练习 27. 支持者

生活中许多积极的事情都发生在与他人之间。有没有这样的人，你愿意在凌晨四点打电话给他倾诉你的烦恼？如果你的答案是肯定的，你可能会比那些答案是否定的人活得更久。Lsaacowitz、Vaillant 和 Seligman（2003）在格兰特研究中发现了这一事实。他们发现，爱和被爱的能力是与 80 岁时的主观幸福感最明显相关的单一优势。邀请来访者回答以下问题：

- "一路上谁支持我或帮助我？"
- "他们做了什么对我有帮助的事？"
- "如果我问他们，他们会说我有哪些地方还不错？"
- "我能／曾如何支持那些支持我的人？"
- "还有哪些人，在我没患病的时候就认识我，可以让我认识到我的优点和成就，以及我的生活是有意义的？"
- "我想让谁继续在治疗之路上支持或帮助我？他们能如何支持或帮助我？"

治疗师的幸福感

Pope 和 Tabachnick（1994）发现了关于我们所做的工作的令人震惊的事实。在大约 500 名心理学家中，有 11% 到 61% 的人报告说在他们的职业生涯中至少有一次抑郁发作，29% 的人有过自杀的想法，4% 的人曾真实地试图自杀。2006 年，美国心理学会专业事务委员会的同事援助咨询委员会（ACCA）发布了一份关于心理学家的痛苦和损害的报告。他们发现，心理健康从业者面临着高水平的压力、倦怠、药物滥用和替代性创伤。（心理）健康界的任何人都知道共情疲劳（见本套书的创伤分册）。

治疗如何才能更友好，不仅对来访者，而且对治疗师？治疗师如何防止变得焦虑或抑郁，并保持坚韧？现在是时候通过关注我们希望在来访者和自己身上看到的东西来更好地照顾自己了。许多 SF 治疗师报告说，他们的工作负荷更轻，在一天结束时有更多的精力，最终压力更小。Erickson（Rossi，1980）指出，如果人们强调积极的东西，强调向好的方向发展的一小步，他们就会放大这些改善，这反过来又会创造更多与其他人（伙伴、孩子、朋友和同事）的合作。同样的机制可能适用于来访者与治疗师的关系。

来访者和治疗师通常会把 SFBT 当作一种愉快的治疗方式。研究表明，SFBT 可以降低从事心理健康护理工作的人的倦怠风险（Medina & Beyebach，2014）。

De Jong 和 Berg（2002，p.322）描述了 SFBT 对其从业人员的影响：

我们花了一小时又一小时听人们讲述他们生活中的问题，并觉得为了有效治疗，我们需要问更多关于问题的问句。焦点解决治疗是一股清新的空气——突然间，是由来访者决定他们什么时候完成治疗。在达到目标时有明确的行为指标。我们不再有作为专家的负担，而是与来访者合作，共同找出有帮助的方法。我们不再听几个月问题，而是听优势、胜任力和能力。我们不再将来访者视为 DSM 标签，而是视为充满可能性的、不可思议的人。工作变得有趣，我们感觉有力量，我们工作以外的生活也受到了影响。

练习 28. 成功治疗焦虑症

用关于成功的 SF 问句采访你的同事：

- "你什么时候对自己的工作真正感觉良好？"

- "尽可能多地记住当时的细节。"

- "哪些因素能让你感到满意？"

- "你做了哪些事情，为成功做出了贡献？"

- "你的哪些个人品质促成了这次成功？"

- "在与患有焦虑症的来访者合作时，你应该关注什么以保障（和／或增加）你的幸福感？"

练习 29. 能力证书

制作你自己的**能力证书**。

该证书是一个自我辅导工具，用于优化七个问题的专业实践。

1. "当我做我的工作时，我从以下几人那里获得激励：_____
_____"

2. "这些人教导我，工作时最重要的是记住以下几点：
_____"

3. "以下几人鼓励我做我所做的工作：_____"

4. "他们鼓励我做这项工作，因为他们注意到我的以下情况：
_____"

5. "当我工作时，与我打交道的人可能会欣赏我有以下的品质和能力：_____"

6. "这些是我'支持网'中的人所知道的我拥有的品质和能力：
_____"

7. "如果我在工作压力下，只能记住一种品质或能力，那它应该是：_____"

要发展一门使人类繁荣，并实现完全的精神健康的科学，科学家应该研究心理健康的病因和与之相关的治疗方法，发展心理健康科学。

直到最近，治疗师**培训**的主要重点仍是在病理学方面。慢慢地，但肯定的是，这个重点已经有了明显的转变，转向关注更积极的方面。在未来的培训中，我们必须找到一个更好的平衡，一方面关注病理学和修复不起作用的东西，另一方面关注发展优势、资源以及对来访者和他们的环境起作用的东西。

研究表明，人类的力量，如勇气、乐观、人际关系技巧、希望、诚实、毅力和心流，可以作为抵抗精神疾病的缓冲器。因此，治疗师应该了解并学习如何培养人们的这些力量。

SFBT 邀请来访者建立解决方案所使用的对话技巧，与用于诊断和治疗来访者问题的技巧不同。许多 SF 专业人员和培训师认为，与其他心理治疗方法相比，只需较少的培训时间和经验就可以获得足够的治疗技巧。关于微观分析的研究（见第二章）表明，积极的谈话会导致更多的积极谈话，而消极的谈话会导致更多的消极谈话。因此，治疗师对积极内容的使用有助于共同构建一个整体积极的会谈，而消极内容则相反。

作为治疗师，现在是时候通过对心理治疗采取积极的立场，以及关注我们希望在来访者和自己身上看到的发展，来更好地照顾自己。还应该更加强调结果测量，而不是特定治疗模式的技术。

在研究和培训治疗师方面的这种变化，一定会提高来访者和治疗师的幸福感。

本章的 SF 问句

96. "你的伴侣擅长什么？你欣赏你伴侣的什么？你对伴侣的哪些方面感到骄傲？你们的关系有什么积极意义？你们是如何认识的？他／她身上有什么吸引了你？"

97. "假设你明天醒来，你们的关系已经以某种方式转变为你在婚礼当天设想的样子。什么线索会首先让你注意到这种变化？"

98. "你想在你们的关系中看到什么不同？如果对方朝着你希望的方向改变，你（们）会有什么不同？你们两个人之间会有什么不同？到时你会做什么不同的事？"

99. "10 代表你们关系中可能出现的最好情况，0 代表可能出现的最坏情况。在从 10 到 0 的范围内，你希望最终达到什么程度（现实的目标是什么）？"

100. "你现在在量尺的什么位置（为什么不是更低）？你怎么知道你在量尺上提高了一分？你们之间会有什么不同？你会做些什么不同的事情？"

101. "达到哪个点，你认为治疗可以结束？"

参考文献

Allen, R. E., & Allen, S. D. (1997). *Winnie-the-Pooh on success: In which you, Pooh, and friends learn about the most important subject of all.* New York, NY: Dutton.

American Heritage Medical Dictionary. (2007). (Eds. Houghton Mifflin) Boston, MA: Houghton Mifflin Harcourt.

American Psychiatric Association. (2013). *Diagnostic and statistical manual of mental disorders* (5th ed.). Arlington, VA: American Psychiatric Publishing.

American Psychological Association, Board of Professional Affairs, Advisory Committee on Colleague Assistance. (2006, February). *Report on distress and impairment in psychologists.* Author.I think it was only online, cannot find a location

Arntz, A., & Weertman, A. (1999). Treatment of childhood memories: Theory and practice. *Behaviour Research and Therapy, 37,* 715–740.

Bakker, J. M., Bannink, F. P., & Macdonald, A. (2010). Solution-focused psychiatry. *The Psychiatrist, 34,* 297–300.

Bannink, F. P. (2007). Solution-focused brief therapy. *Journal of Contemporary Psychotherapy, 37*(2), 87–94.

Bannink, F. P. (2008a). Posttraumatic success: Solution-focused brief therapy. *Brief Treatment and Crisis Intervention, 7,* 1–11.

Bannink, F. P. (2008b). Solution-focused mediation. *Conflict Resolution Quarterly, 25*(2), 163–183.

Bannink, F. P. (2009a). *Praxis der Lösungs-fokussierte Mediation.* Stuttgart: Concadora Verlag.

Bannink, F. P. (2009b). *Positive psychologie in de praktijk* [Positive psychology in practice]. Amsterdam: Hogrefe.

Bannink, F. P. (2010a). *1001 solution-focused questions: Handbook for solution-focused interviewing.* New York, NY: Norton.

Bannink, F. P. (2010b). *Handbook of solution-focused conflict management.* Cambridge, MA: Hogrefe.

Bannink, F. P. (2010c). Oplossingsgericht leidinggeven [Solution-focused leadership]. Amsterdam: Pearson.

Bannink, F. P. (2012a). *Practicing positive CBT.* Oxford, UK: Wiley.

Bannink, F. P. (2012b). *Praxis der Positiven Psychologie.* Göttingen: Hogrefe. In the German language capitals are obligatory

Bannink, F. P. (2014a). Positive CBT: From reducing distress to building success. *Journal of Contemporary Psychotherapy, 44*(1), 1–8.

Bannink, F. P. (2014b). *Post traumatic success: Positive psychology and solution-focused strategies to help clients survive and thrive.* New York, NY: Norton.

Bannink, F. P. (2014c). *Handbook of positive supervision.* Cambridge, MA: Hogrefe.

Bannink, F. P., & Jackson, P. Z. (2011). Positive psychology and solution focus: Looking at similarities and differences. *Interaction: The Journal of Solution Focus in Organisations, 3*(1), 8–20.

Bannink, F. P., & McCarthy, J. (2014). The solution-focused taxi. *Counseling Today, 5.*

Barlow, D. H. (2002). *Anxiety and its disorders: The nature and treatment of anxiety and panic* (2nd ed). New York, NY: Guilford.

Batelaan, N. M., Smit, F., de Graaf, R., van Balkom, A. J. L. M., Vollebergh, W. A. M., & Beekman, A. T. F. (2010). Identifying target groups for the prevention of anxiety disorders in the general population. *Acta Psychiatrica Scandinavica, 122*(1), 56–65.

Bavelas, J. B., Coates, L., & Johnson, T. (2000). Listeners as co-narrators. *Journal of Personality and Social Psychology, 79,* 941–952.

Beck, A.T., Emery, G., & Greenberg, R. L. (1985). *Anxiety disorders and phobias: A cognitive perspective.* New York, NY: Basic Books.

Beck, J. S. (2011). *Cognitive behaviour therapy: Basics and beyond* (2nd ed.). New York, NY: Guilford.

Beijebach, M. (2000). *European Brief Therapy Association outcome study: Research definition.* Retrieved May 14, 2002, from http://www.ebta.nu/page2/page30/page30.html

Berg, I. K., & Steiner, T. (2003). *Children's solution work.* New York, NY: Norton.

Brewin, C. R. (2006). Understanding cognitive behaviour therapy: A retrieval competition account. *Behaviour Research and Therapy, 44,* 765–784.

Brewin, C. R., Wheatley, J., Patel, T., Fearon, P., Hackmann, A., Wells, A., . . . Myers, S. (2009). Imagery rescripting as a brief stand-alone treatment for depressed patients with intrusive memories. *Behaviour Research and Therapy, 47,* 569–576.

Burns, K., Duncan, D., & Ward, G. C. (2001). *Mark Twain: An illustrated biography.* New York, NY: Knopf.

Cacioppo, J. T., & Gardner, W. L. (1999). The affect system: Architecture and operating characteristics. *Current Directions in Psychological Science, 8,* 133–137.

Carroll, L. (1865). *Alices' adventures in wonderland.* New York, NY: Appleton.

Carver, C. S., & Scheier, M. F. (1998). *On the self-regulation of behavior.* New York, NY: Cambridge University Press.

Cialdini, R. B. (1984). *Persuasion: The psychology of influence.* New York, NY: Collins.

Covey, S. R. (1989). *The seven habits of highly effective people.* New York, NY: Simon & Schuster.

Danner, D. D., Snowdon, D. A., & Friesen, W. V. (2001). Positive emotions in early life and longevity: Findings from the nun study. *Journal of Personality and Social Psychology, 80*(5), 804–813.

Davidson, R. J., Kabat-Zinn, J., Schumacher, J., Rosenkranz, M., Muller, D., Santorelli, S., . . . Sheridan, J. F.. (2003). Alterations in brain and immune function produced by mindfulness meditation. *Psychosomatic Medicine, 65*, 564–570.

De Jong, P., & Berg, I. K. (2002). *Interviewing for solutions*. Belmont, CA: Thomson.

De Shazer, S. (1984). The death of resistance. *Family Process, 23*, 79–93.

De Shazer, S. (1985). *Keys to solution in brief therapy*. New York, NY: Norton.

De Shazer, S. (1988). *Clues: Investigation solutions in brief therapy*. New York, NY: Norton.

De Shazer, S. (1991). *Putting difference to work*. New York, NY: Norton.

De Shazer, S. (1994). *Words were originally magic*. New York, NY: Norton.

Dolan, Y. M. (1991). *Resolving sexual abuse*. New York, NY: Norton.

Duncan, B. L. (2005). *What's right with you: Debunking dysfunction and changing your life*. Deerfield Beach, FL: Health Communications.

Duncan, B. L. (2010). *On becoming a better therapist*. Washington, DC: American Psychological Association.

Duncan, B. L., Hubble, M. A., & Miller, S. D. (1997). *Psychotherapy with "impossible" cases*. New York, NY: Norton.

Duncan, B. L., Miller, S. D., Wampold, B. E., & Hubble, M. A. (2010). *The heart and soul of change* (2nd ed.). American Psychological Association. Washington, DC

Dweck, C. S. (2006). *Mindset: The new psychology of success*. New York, NY: Random House.

Elliot, C. (2012). *Solution building in couples therapy*. New York, NY: Springer.

Epel, E. S., McEwen, B. S., & Ickovics, J. R. (1998). Embodying psychological thriving: Physical thriving in response to stress. *Journal of Social Issues, 54*, 301–322.

Fawcett, J. (2013). Suicide and anxiety in the DSM-5. *Depression and Anxiety, 30*(10), 898–901.

Forsyth, J. P., & Eifert, G. H. (1998). Phobic anxiety and panic: An integrative behavioral account of their origin and treatment. In J. J. Plan & G. H. Eigert (Eds.), *From behavior theory to behavior therapy* (pp. 38–67). Needham, MA: Allyn & Bacon.

Frank, J. D., & Frank, J. B. (1991). *Persuasion and healing* (3rd ed.). Baltimore, MD: Johns Hopkins University Press.

Franklin, C., Trepper, T. S., Gingerich, W. J., & McCollum, E. E. (2012). *Solution-focused brief therapy: A handbook of evidence based practice.* New York, NY: Oxford University Press.

Fredrickson, B. L. (2003). The value of positive emotions. *American Scientist, 91,* 330–335.

Fredrickson, B. L. (2009). *Positivity.* New York, NY: Crown.

George, E. (2010). *What about the past?* BRIEF Forum., www.brief.org.uk

Gilbert, P. (2010). *Compassion focused therapy.* New York, NY: Routledge.

Gingerich, W. J., & Peterson, L. T. (2013). Effectiveness of solution-focused brief therapy: A systematic qualitatative review of controlled outcome studies. *Research on Social Work Practice.* doi: 10.1177/1049731512470859

Gordon, K. C., Baucom, D. H., Epstein, N., Burnett, C. K., & Rankin, L. A. (1999). The interaction between marital standards and communication patterns. *Journal of Marital and Family Therapy, 25,* 211–223.

Gottman, J. M. (1994). *What predicts divorce? The relationship between marital processes and marital outcomes.* New York, NY: Erlbaum.

Grant, A. M., & O'Connor, S. A. (2010). The differential effects of solution-focused and problem-focused coaching questions: A pilot study with implications for practice. *Industrial and Commercial Training, 42*(4), 102–111.

Hackmann, A., Bennett-Levy, J., & Holmes, E. A. (2011). *Oxford guide to imagery in cognitive therapy.* New York, NY: Oxford University Press.

Hayes, S. C., Strosahl, K. D., & Wilson, K. G. (2003). *Acceptance and commitment therapy: An experiental approach to behaviour change.* New York, NY: Guilford.

Hannan, C., Lambert, M. J., Harmon, C., Nielsen, S. L., Smart, D. W., Shimokawa, K., & Sutton, S. W. (2005). A lab test and algorithms for identifying clients at risk for treatment failure. *Journal of Clinical Psychology, 61*(2), 155–163.

Heath, C., & Heath, D. (2010). *Switch: How to change things when change is hard.*

London, UK: Random House.

Isaacowitz, D. M., Vaillant, G. E., & Seligman, M. E. P. (2003). Strengths and satisfaction across the adult lifespan. *International Journal of Ageing and Human Development, 57,* 181–201.

Isebaert, L. (2007). Praktijkboek oplossingsgerichte cognitieve therapie [Solution-focused cognitive therapy]. Utrecht: De Tijdstroom.

Isen, A. M. (2005). A role for neuropsychology in understanding the facilitating influence of positive affect on social behaviour and cognitive processes. In C. R. Snyder & S. J. Lopez (2005), *Handbook of positive psychology* (pp. 528–540). New York, NY: Oxford University Press.

Isen, A. M., & Reeve, J. (2005). The influence of positive affect on intrinsic and extrinsic motivation: Facilitating enjoyment of play, responsible work behaviour, and self-control. *Motivation and Emotion, 29*(4), 297–325.

Keyes, C. L. M., & Lopez, S. J. (2005). Toward a science of mental health. In C. R. Snyder & S. J. Lopez (2005), *Handbook of positive psychology.* New York, NY: Oxford University Press.

King, L. A. (2001). The health benefits of writing about life goals. *Personality and Social Psychology Bulletin, 27,* 798–807.

Lamarre, J., & Gregoire, A. (1999). Competence transfer in solution-focused therapy: Harnessing a natural resource. *Journal of Systemic Therapies, 18*(1), 43–57.

Lambert, M. J., & Ogles, B. M. (2004). The efficacy and effectiveness of psychotherapy. In M. L. Lambert (Ed.), *Bergin and Garfield's handbook of psychotherapy and behaviour change* (5th ed., pp. 139–193). New York, NY: Wiley.

Libby, L. K., Eibach, R. P., & Gilovich, R. (2005). Here's looking at me: The effect of memory perspective on assessments of personal change. *Journal of Personality and Social Psychology, 88*(1), 50–62.

Lipchik, E. (1988, Winter). Interviewing with a constructive ear. *Dulwich Centre Newsletter,* pp. 3–7.

Masten, A. S. (2001). Ordinary magic: Resilience processes in development. *Ameri-*

can Psychologist, 56, 227–238.

Medina, A., & Beyebach, M. (2014). The impact of solution-focused training on professionals' beliefs, practices and burnout of child protection workers in Tenerife Island. *Child Care in Practice, 20*(1), 7–26.

Miller, S. D., Duncan, B., & Hubble, M. A. (1997). *Escape from Babel: Toward a unifying language for psychotherapy practice.* New York, NY: Norton.

Miller, W. R., & Rollnick, S. (2002). *Motivational interviewing: Preparing people to change* (2nd ed). New York, NY: Guilford.

Myers, D. G. (2000). The funds, friends and faith of happy people. *American Psychologist, 55*, 56–67.

O'Hanlon, B. (1999). *Evolving possibilities.* Philadelphia, PA: Brunner/Mazel.

O'Hanlon, B. (2000). *Do one thing different.* New York, NY: Harper Collins.

O'Hanlon, B., & Rowan, R. (2003). *Solution oriented therapy for chronic and severe mental illness.* New York, NY: Norton.

Piper, W. E., Ogrodniczuk, J. S., Joyce, A. S., McCallum, M., Rosie, J. S., O'Kelly, J. G., & Steinberg, P. I. (1999). Prediction of dropping out in time-limited, interpretive individual psychotherapy. *Psychotherapy: Theory, Research, Practice, Training, 36*(2), 114–122.

Pope, K. S., & Tabachnick, B. G. (1994). Therapists as patients: A national survey of psychologists' experiences, problems, and beliefs. *Professional Psychology: Research and Practice, 25*, 247–258.

Priebe, S., Omer, S., Giacco, D., & Slade, M. (2014). Resource-oriented therapeutic models in psychiatry: Conceptual review. *British Journal of Psychiatry, 204*, 256–261.

Rosen, S. (1991). *My voice will go with you: The teaching tales of Milton Erickson.* New York, NY: Norton.

Rosenhan, J. (1973). On being sane in insane places. *Science, 179*, 250–258.

Ross, M., & Wilson, A. E. (2002). It feels like yesterday: Self-esteem, valence of personal past experiences, and judgements of subjective distance. *Journal of Personality and Social Psychology, 82*, 792–803.

Rossi, E. L. (Ed.) (1980). *The nature of hypnosis and suggestion by Milton Erickson* (collected papers). New York, NY: Irvington.

Saleebey, D. (Ed.) (2007). *The strengths perspective in social work practice.* Boston, MA: Allyn & Bacon.

Sapyta, J., Riemer, M., & Bickman, L. (2005). Feedback to clinicians: Theory, research and practice. *Journal of Clinical Psychology, 61*(2), 145–153.

Seligman, M. E. P. (2002). *Authentic happiness.* London, UK: Brealey.

Shapiro, F. (2001). *EMDR: Eye movement desensitization of reprocessing: Basic principles, protocols and procedures* (2nd ed.). New York, NY: Guilford.

Siegel, D. J. (1999). *The developing mind.* New York, NY: Guilford.

Tamir, M., Mitchell, C., & Gross, J. J. (2008). Hedonic and instrumental motives in anger regulation. *Psychological Science, 19*, 324–328.

Vasquez, N., & Buehler, R. (2007). Seeing future success: Does imagery perspective influence achievement motivation? *Personality and Social Psychology Bulletin, 33*, 1392–1405.

Walter, J. L., & Peller, J. E. (1992). *Becoming solution-focused in brief therapy.* New York, NY: Brunner/Mazel.

Wampold, B. E. (2001). The great psychotherapy debate: Models, methods and findings. Hillsdale, NJ: Erlbaum.

Watzlawick, P., Weakland, J. H., & Fisch, R. (1974). *Change: Principles of problem formation and problem resolution.* New York, NY: Norton.

Weiner-Davis, M., de Shazer, S., & Gingerich, W. (1987). Using pretreatment change to construct a therapeutic solution: An exploratory study. *Journal of Marital and Family Therapy, 13*, 359–363.

Wells, A. (1995). Metacognition and worry: A cognitive model of generalized anxiety disorder. *Behavioural and Cognitive Psychotherapy, 23*, 301–320.

Wells, A. (1997). *Cognitive therapy of anxiety disorders: A practical manual and conceptual guide.* Chichester, UK: Wiley.

White, M., & Epston, D. (1990). *Narrative means to therapeutic ends.* New York, NY: Norton.

Wittgenstein, L. (1968). *Philosophical investigations* (G. E. M. Anscombe, Trans.; 3rd ed.). New York, NY: Macmillan. (Original work published 1953)

Wood, A. M., Froh, J. J., & Geraghty, A. W. A. (2010). Gratitude and well-being: A review and theoretical integration. *Clinical Psychology Review*, in press.

Ziegler, P., & Hiller, T. (2001). *Recreating partnership*. New York, NY: Norton.</ref>

专业名词英中对照表

analysis of formulations　形塑分析

analysis of questions　问句分析

complainant-relationship　抱怨型来访者

customer-relationship　消费型来访者

disease-patient framework　疾病－患者框架

dodo verdict　渡渡鸟裁决

downward arrow technique　向下箭头技术

DSM-5　精神障碍诊断与统计手册第五版

eye movement desensitization and reprocessing (EMDR)　眼动脱敏与
再处理技术

future-oriented technique　未来导向技术

imagery rescripting (ImRs)　意象重构

in vivo　现实生活的

in virto　想象的

interoceptive　感知间的

meta-analytic　元分析

microanalysis of dialogue　对话的微观分析

opening question　开场问句

pseudo-orientation in time　时间虚拟导向

problem-talk　问题导向谈话

psychiatric disorder　精神障碍

psychological rigidity　心理僵化

psychotherapy　心理治疗

scaling question　量尺问句

social constructionism　社会建构主义

solution-focused brief therapy（SFBT）　焦点解决短程治疗

solutions-talk　解决导向谈话

spiritual perspective　灵性视角

upward arrow technique　向上箭头技术

visitor-relationship　访客型来访者